Hecker/Hecker

Aku-Taping für Frauen

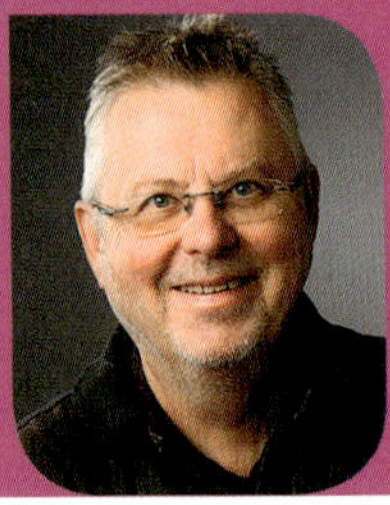 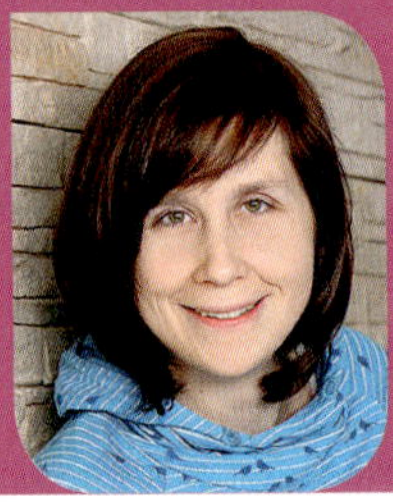

Dr. med. Hans-Ulrich Hecker ist einer der international anerkanntesten Experten für Akupunktur und Traditionelle Chinesische Medizin. Seit 1993 hat er einen Lehrauftrag für Akupunktur und Naturheilverfahren an der Christian-Albrechts-Universität, Kiel. Gemeinsam mit Dr. Kay Liebchen entwickelte er das Aku-Taping, das die Erkenntnisse und Fertigkeiten der Chinesischen Medizin und der Osteopathie in die therapeutische Methode des Tapens einbezieht. »Diese Verbindung ermöglicht es dem Körper, seine eigenen Selbstheilungskräfte zu aktivieren, und ich kann bei meinen Patienten deutlich mehr Beschwerden behandeln als nur mit kinesiologischen Tapes.« Bei TRIAS hat Dr. Hans-Ulrich Hecker bereits den Erfolgstitel »Aku-Taping« veröffentlicht.

Janna Hecker arbeitet als Hebamme am Städtischen Krankenhaus in Kiel. In der Methode des Aku-Tapings sah sie die Grundlage einer Behandlung, die Frauen in und nach der Schwangerschaft besonders sanfte Hilfen verschafft. »Die neue Form des Aku-Tapings bietet mir viele Möglichkeiten, unterschiedliche Arten von Schmerzen zu lindern. Die Tapes helfen den Frauen in der Schwangerschaft, im Wochenbett sowie bei Regel- oder Wechseljahrbeschwerden.«

Dr. med. Hans-Ulrich Hecker, Janna Hecker

Aku-Taping für Frauen

Sanft. Ganzheitlich. Auf Basis der Traditionellen Chinesischen Medizin

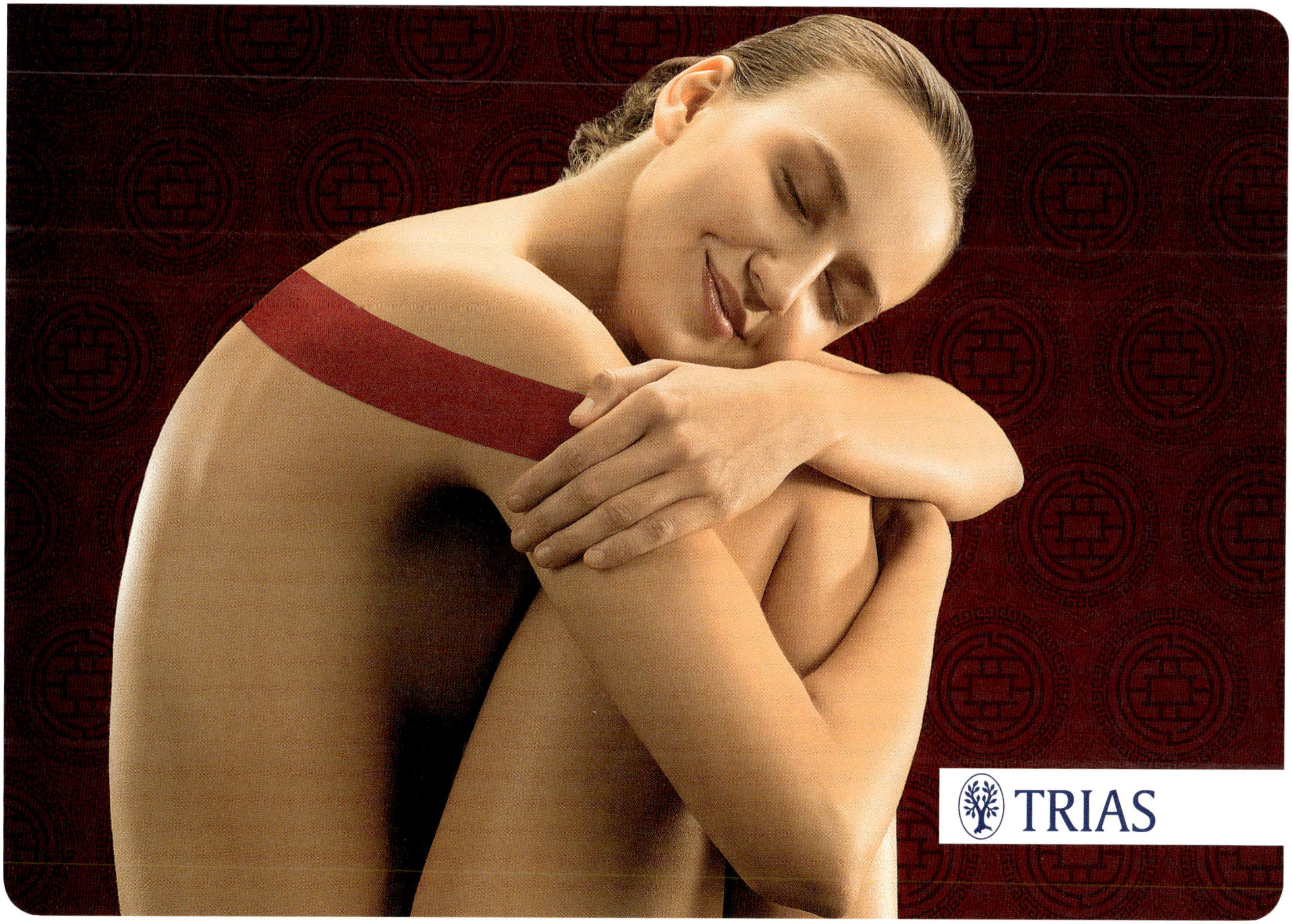

TRIAS

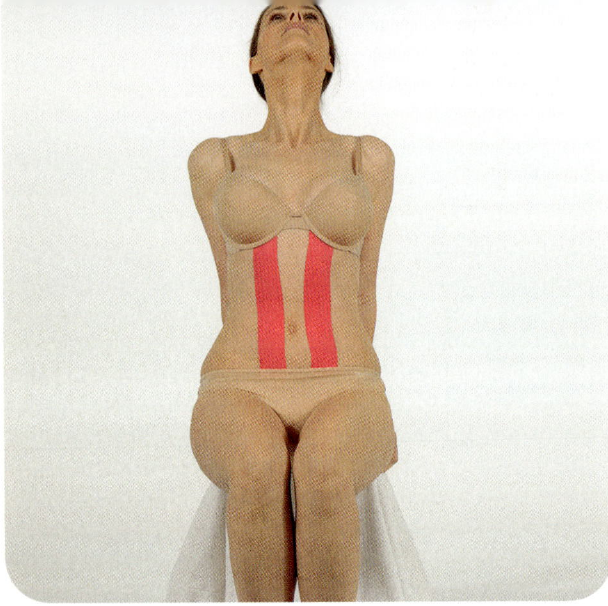

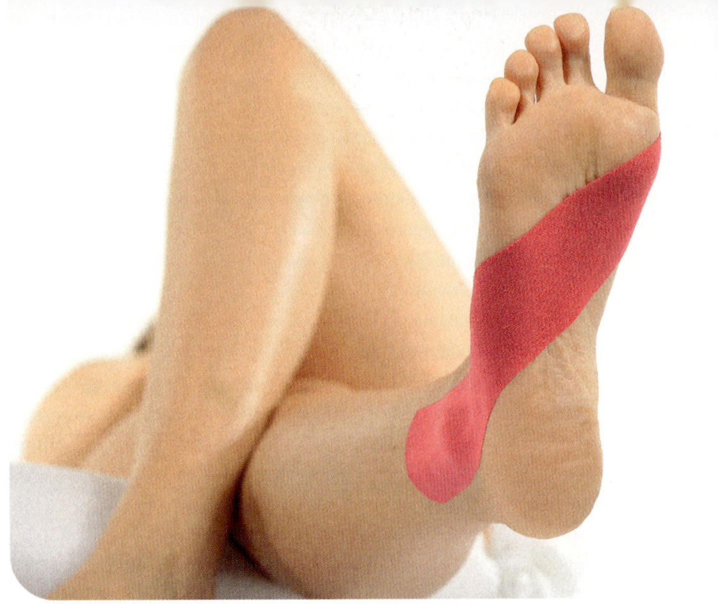

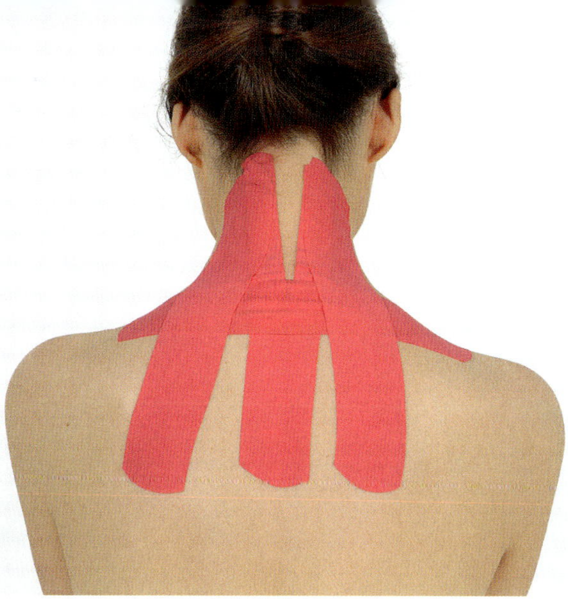

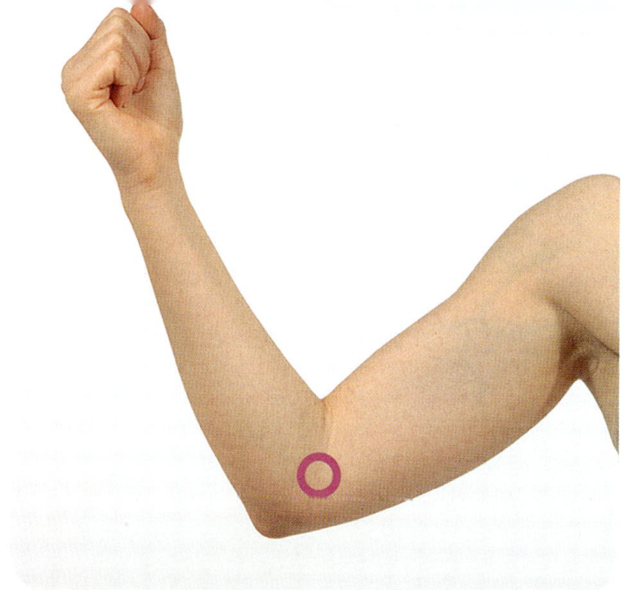

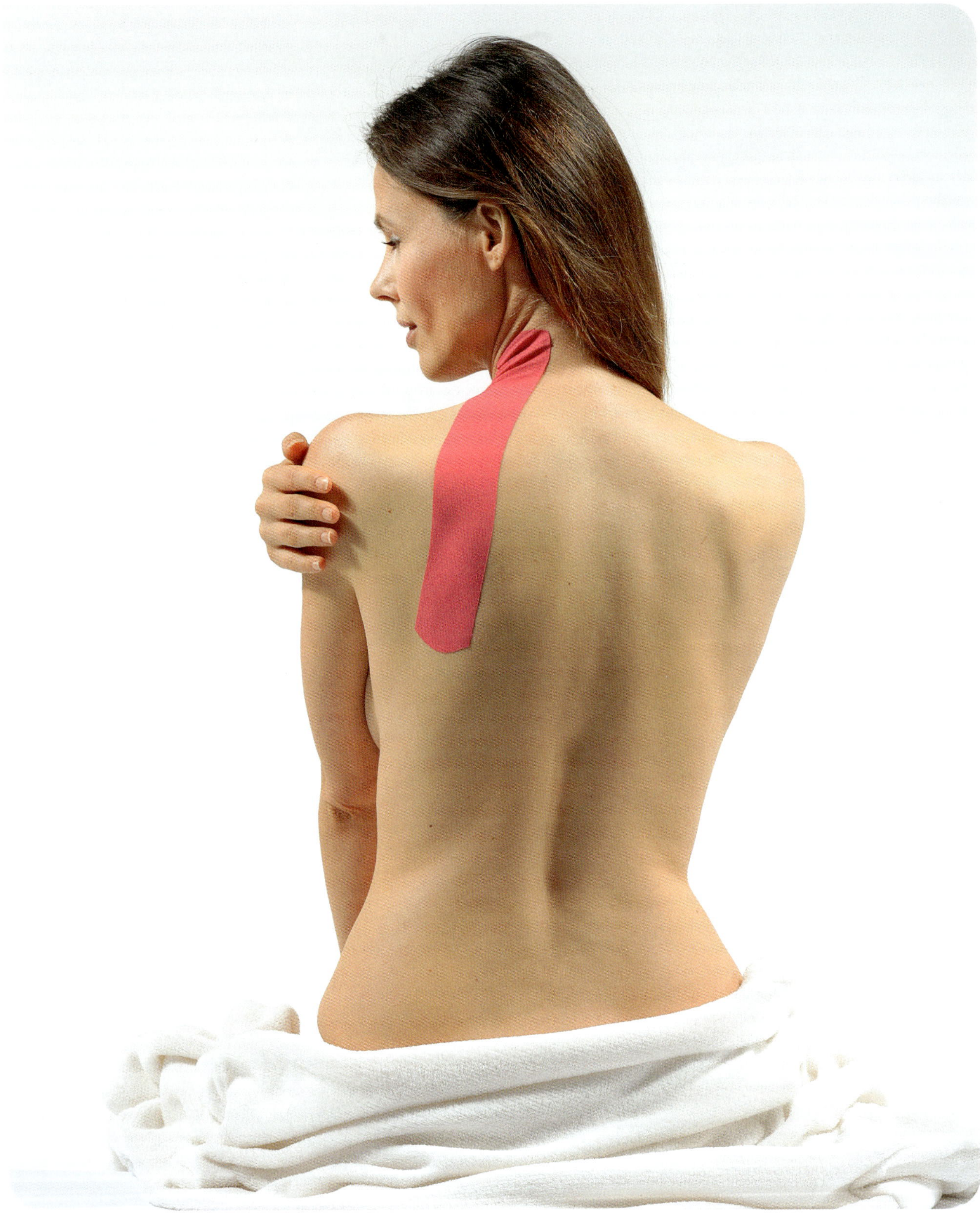

Liebe Leserin,

Sie möchten gern selbst etwas gegen chronische oder wiederkehrende Beschwerden wie Kopfschmerzen, Menstruationsprobleme, Reizdarm oder Schlafstörungen tun? Sie sind auf der Suche nach einer natürlichen Heilmethode ohne Nebenwirkungen? Dann haben Sie mit dem Aku-Taping möglicherweise Ihre Methode gefunden. Das Taping ist einfach anwendbar und doch umfassend wirksam. Vielleicht haben Sie bereits Erfahrungen mit den erstaunlichen Effekten, die die bunten Klebebänder vollbringen können. Das Geheimnis des Aku-Tapings ist, dass hier gezielt sowohl die Akupunkturpunkte stimuliert als auch eventuell verkrampfte oder verkürzte Muskeln behandelt werden. Das Aku-Taping vereinigt also die – mittlerweile selbst von der westlichen Medizin anerkannte – Wirksamkeit der Akupunktur mit den vielen Gesundheitseffekten des »anatomischen Tapens«. Damit stellt Aku-Taping auch eine ideale, unterstützende Behandlung im Verlauf von Schwangerschaft und Wochenbett dar. Viele Hebammen nutzen das Aku-Taping bereits, um der Schwangeren oder Wöchnerin nebenwirkungsfrei Linderung zu verschaffen.

Sind Sie neugierig geworden? Im ersten Buchteil machen wir Sie mit den Grundlagen des Aku-Tapings vertraut, wozu auch ein kurzer Einblick in die Traditionelle Chinesische Medizin gehört. Es wird um Leitbahnen (Meridiane), Organfunktionskreise und TCM-Typen gehen. Selbstverständlich versorgen wir Sie auch mit allen praktischen Informationen rund ums Tapen. Im zweiten Buchteil lernen Sie die unterschiedlichen Tapes kennen. Mit vielen Fotos und einer Schritt-für-Schritt-Anleitung ist es auch für Laien ein Kinderspiel, die Tapes anzubringen. Anschließend beschreiben wir die Beschwerdebilder (getrennt in allgemeine Frauenbeschwerden und Schwangerschaft) sowie die spezifische Behandlung und erläutern die Tape-Auswahl, sodass Sie mit etwas Erfahrung auch experimentieren können.

Wir wünschen Ihnen Gesundheit und Wohlbefinden – und natürlich Spaß beim Tapen!

Dr. Hans-Ulrich Hecker und Janna Hecker

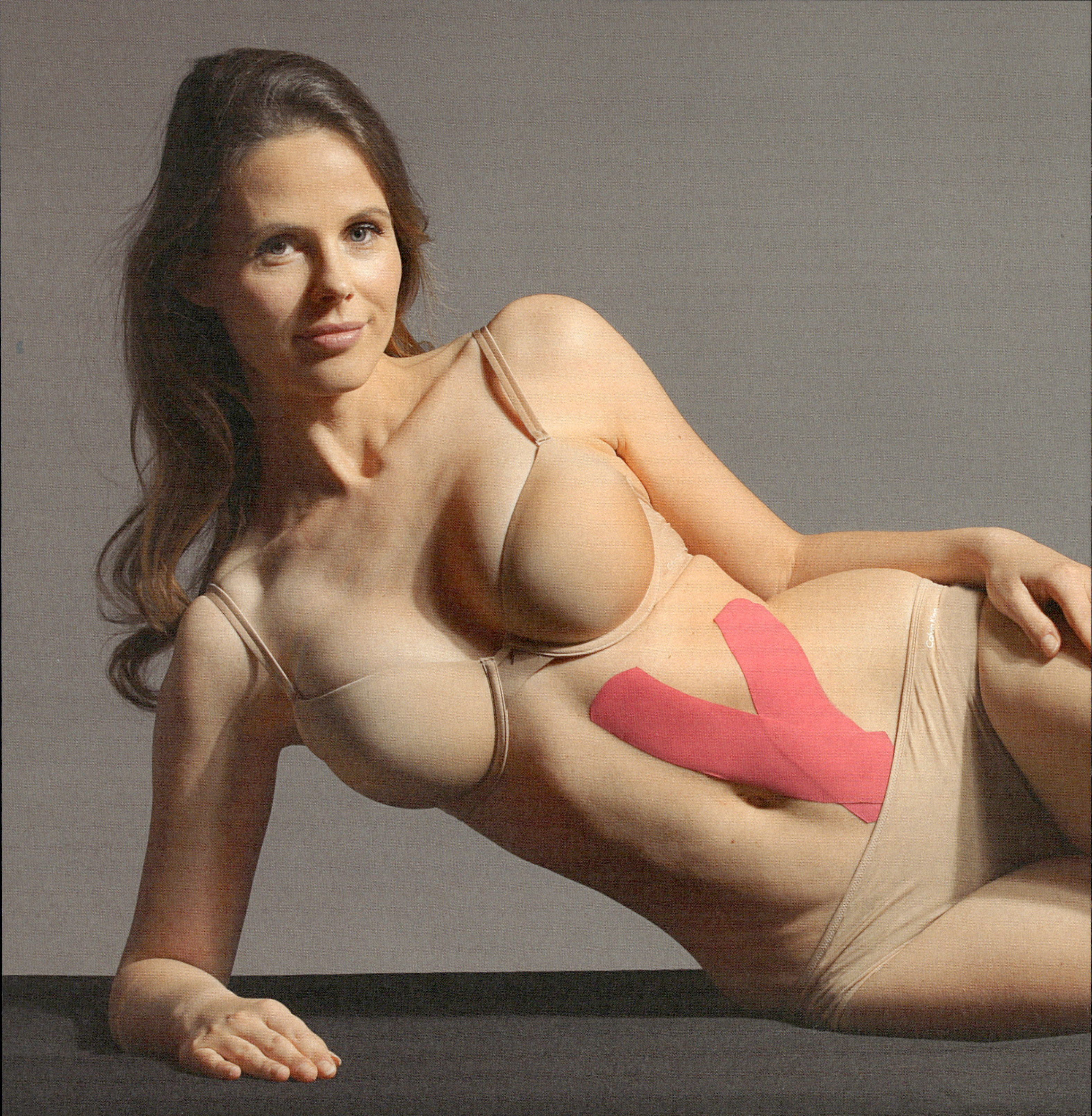

Das Aku-Taping stellt sich vor

Aku-Taping ist eine vielfältig anwendbare und sanfte Methode, um Beschwerden, wie Kopfschmerzen, Menstruationsstörungen oder Schwangerschaftstreifen, zu behandeln bzw. ihnen vorzubeugen.

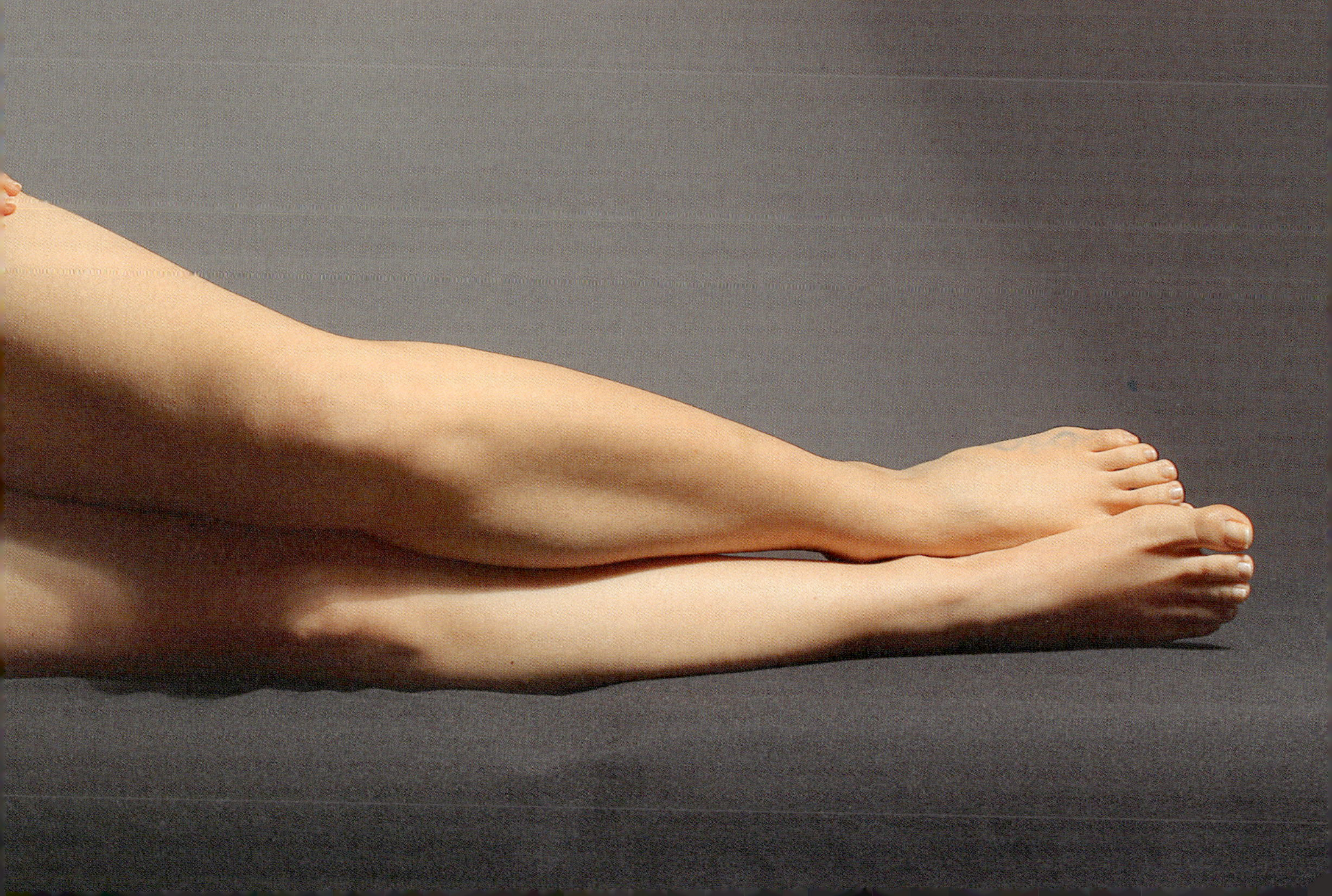

Was ist Aku-Taping?

Sicherlich haben Sie schon Tapes – die bunten Klebebänder – bei anderen gesehen oder wurden selbst bei Ihrem Physiotherapeuten damit behandelt. Dabei hat es sich aller Wahrscheinlichkeit nach um eine Art des Kinesio-Tapings gehandelt.

Bei diesem »kinesiologischen Taping« werden die elastischen Tapes beispielsweise auf Muskeln geklebt, um Schmerzen zu lindern, Verletzungen vorzubeugen oder Schwellungen und Blutergüsse schneller abklingen zu lassen. Auf bestimmten Gelenkzonen sorgen sie für eine bessere Führung oder verhindern die schmerzhafte Bewegungsrichtung, ohne die unerwünschten Bewegungen zu behindern, beispielweise beim umgeknickten Knöchel. Beim Kinesio-Taping wird rein nach funktionell-anatomischen Gesichtspunkten geklebt, das heißt unmittelbar im Bereich der schmerzenden Muskeln, Bänder und Gelenke.

Ganzheitlich behandeln

In diesem Buch lernen Sie das Aku-Taping kennen, das sich deutlich vom Kinesio-Taping unterscheidet. Die Vorsilbe »Aku-« weist darauf hin, dass bei dieser Methode die Akupunktur mit ins Boot genommen wird. Es handelt sich um eine Taping-Methode, die aus einer ganzheitlichen Sichtweise heraus entwickelt wurde. Neben den anatomischen Gesichtspunkten berücksichtigen wir beim Aku-Taping zusätzlich die diagnostischen und therapeutischen Regeln der Traditionellen Chinesischen Medizin (TCM), der Akupunktur sowie die Erkenntnisse und Fertigkeiten der Manuellen Medizin/Osteopathie. Mit Aku-Taping lassen sich daher nicht nur Knieprobleme oder andere Beschwerden am Bewegungsapparat behandeln, sondern auch alle Leiden und Symptome, bei denen Akupunktur erfolgversprechend ist. Das wären beispielsweise Kopfschmerzen, Übelkeit/Erbrechen, depressive Verstimmung oder Schlafstörungen, um nur einige zu nennen. Das Spektrum der Beschwerden, die behandelt werden können, ist also wesentlich weiter. Das Aku-Taping unterstützt Sie auf umfassendere Weise. Es ist eine sanfte, doch wirksame Hilfe, die keinerlei Nebenwirkungen hat.

Die TCM-Weisheit nutzen

Wenn Sie schon als Patientin Erfahrungen mit der TCM oder Akupunktur haben, wissen Sie, dass es sich um ein sehr komplexes System handelt. Sicherlich wollen Sie keine Ausbildung in Chinesischer Medizin bzw. Akupunktur absolvieren, bevor Sie sich tapen. Und das ist auch gar nicht erforderlich. Sie dürfen von unserer langjährigen Erfahrung mit dem Aku-Taping profitieren. Wir stellen Ihnen hier nur solche Tape-Anlagen vor, die auch von Laien problemlos geklebt werden können und deren Wirksamkeit vielfach erprobt ist. Später machen wir Sie mit den notwendigen Grundlagen der TCM, der Akupunktur und der Typenlehre vertraut, die Sie für die Auswahl brauchen.

Das wunderbare am Selbst-Tapen ist, dass Sie merken, ob Sie alles richtig gemacht haben, denn dann lassen Ihre Beschwerden nach. Tut das Tape dagegen weh oder fühlt sich unangenehm an, ziehen Sie es wieder ab, dann haben Sie falsch geklebt. Sie brauchen keine Nebenwirkungen zu befürchten; im »schlimmsten Falle«, wenn Sie die falsche Tape-Anlage gewählt haben, werden Sie keine Wirkung erzielen. Sie können also ganz unbesorgt an die Sache herangehen. Das einzige, was Sie bei den meisten Tape-Anlagen benötigen, ist ein Taping-Partner bzw. eine Partnerin, die Ihnen beim Anlegen der Klebebänder hilft.

Vielfältige Wirkungen

Die Tapes werden bei jeder Taping-Art in aller Regel über entsprechend vorgedehnte Körperzonen geklebt. Aufgrund seiner Dehnbarkeit vollzieht das Tape nun jede Bewegung dieser Körperzone mit, was eine permanente Verschiebung der am Tape haftenden Haut gegen die Unterhaut erzeugt. Dabei wird vermutlich ein ähnlicher Effekt wie bei einer Lymphdrainage oder einer Bindegewebsmassage erzielt.

Beim Aku-Taping werden die Erkenntnisse und Fertigkeiten der Chinesischen und der Manuellen Medizin/Osteopathie in die therapeutische Methode des Tapens mit einbezogen. Dadurch ist es möglich, erstmals auch Akupunkturpunkt-Tapes, Akupunktur-Leitbahn-Tapes und Regionaltapes zu beschreiben und anzuwenden. Die dehnbaren Tapes werden entsprechend auf Muskelareale und Akupunkturpunktareale geklebt. Dies führt zu einer Reizung der unter dem Tape liegenden Strukturen, also der Haut, dem darunter liegenden, lockeren Bindegewebe und dem strafferen Bindegewebe, das anatomisch als oberflächliche Körperfaszie bezeichnet wird. Infolge dieser Reizung kommt es zu einer Normalisierung der Stoffwechselfunktion und dadurch zu einer Aktivierung der Selbstheilungskräfte des Körpers.

Zwei wichtige Prinzipien darf man dabei aber nie außer Acht lassen:

- Aku-Taping wirkt nur dann, wenn Sie sich bewegen! Bei der Bewegung verschiebt sich die Haut gegen die Unterhaut, wodurch der Massageeffekt auf die Muskelareale bzw. Akupunkturpunkte entsteht. Wenn Sie sich mit dem Tape nur ins Bett legen oder den ganzen Tag ruhig sitzen, lässt sich kaum ein positiver Effekt erzielen.
- Aku-Taping lässt sich zwar sehr vielfältig anwenden; es kann jedoch nur heilen, was gestört ist und nicht, was zerstört ist.

Wann hilft mir Aku-Taping?

Bei allen gesundheitlichen Problemen wie depressive Verstimmungen oder Regelbeschwerden, bei denen Akupunktur sehr gut wirkt, können Sie sich auch mit Aku-Taping selbst helfen. Zu den frauenspezifischen Beschwerden, um die es in diesem Buch gehen soll, gehören die verschiedenen gynäkologischen Problemfelder der körperlichen und psychischen Symptome, die vor und während der Menstruation und der Wechseljahre häufig sind. Auch zahlreiche Beschwerden, die im Laufe einer Schwangerschaft oder unter der Geburt auftreten können, sprechen sehr gut auf Aku-Taping an. Dazu gehören beispielsweise Übelkeit, Erbrechen, Sodbrennen, psychosomatische Beschwerden, Kreislaufprobleme mit zu hohem oder zu niedrigem Blutdruck, Blasenentleerungsstörungen, Wadenkrämpfe, Wassereinlagerung im Gewebe sowie Geburtsvorbereitung und Schmerzlinderung unter der Geburt. Auch Schwangerschaftsstreifen oder Kaiserschnittnarben sind Anwendungsgebiete des Aku-Tapings.

In diesem Buch finden Sie ebenfalls weitere Beschwerden, unter denen Frauen besonders häufig zu leiden haben, wie Kopfschmerzen, Migräne, Rückenschmerzen, Reizblase, Reizdarm und Bindegewebsschwäche. Da die TCM berücksichtigt, dass Körper und Geist als Einheit wirken, lassen sich auch psychische Erkrankungen durch Akupunktur bzw. Aku-Taping sehr wirksam behandeln. Dazu gehören nicht nur Depressionen, sondern auch Angststörungen, Schlafstörungen oder Burnout.

Alle vorgestellten Tape-Anlagen können Sie sich selbst anlegen bzw. von einem Tape-Partner kleben lassen. Während der Schwangerschaft bzw. nach der Geburt sollten Sie sich bei Bedarf von einer entsprechend ausgebildeten Fachkraft (z. B. Hebamme) tapen lassen.

Aku-Taping ist kein Wundermittel!

Wenn Sie ein wenig Erfahrung mit Aku-Taping gesammelt haben, können Sie es ähnlich einsetzen wie ein bewährtes Hausmittel. Sie können damit Beschwerden lindern, erst gar nicht entstehen lassen (vorbeugende Anwendung) oder es zusätzlich zur professionellen Therapie einsetzen (dann bitte in Abstimmung mit dem Therapeuten). Aber Aku-Taping kann natürlich keinen notwendigen Arztbesuch ersetzen! Bitte doktern Sie also nicht an ungeklärten Symptomen herum und verzögern so die nötige ärztliche Diagnose und Therapie!

Wann ist Vorsicht geboten?

Sie sollten sich nur dann selbst tapen, wenn Sie die wiederkehrenden Beschwerden kennen (z. B. Prämenstruelles Syndrom) bzw. die Erkrankung ärztlich abgeklärt ist. Wenn neue, Ihnen unbekannte Symptome auftreten, gehen Sie bitte zunächst zum Arzt/behandelnden Therapeuten, wie Sie es ja auch ohne die Aku-Taping-Option tun würden. Auch wenn Ihre Beschwerden nach drei- bis viermaligem Selbst-Tapen nicht abgeklungen sind, sollten Sie so verfahren.

Wenn Sie gerinnungshemmende Medikamente (z. B. Marcumar) einnehmen, halten Sie bitte mit Ihrem Arzt Rücksprache, bevor Sie sich tapen lassen, da es unter Umständen durchs Tapen zu Blutergüssen kommen kann. Bei erblich veranlagten schweren Gerinnungsstörungen sollte generell nicht getapet werden.

So geht's: praktische Tipps

Tape besteht aus einem dehnbaren Baumwollstoff, wobei das Klebeband in Längsrichtung sehr stark auseinandergezogen werden kann und in Querrichtung nur geringfügig. Auf einer Seite des Tapes ist ein Acrylkleber aufgebracht, der durch die (Körper-)Wärme aktiviert wird. Im Allgemeinen ist die Hautverträglichkeit gut. Wenn Sie empfindliche Haut oder Bedenken haben, könnten Sie die Verträglichkeit mit einem kleinen Stück des gewählten Tapes beispielsweise am Oberschenkel testen, bevor Sie sich damit großflächig tapen.

Duschen, schwitzen. Tapes sind wasserdurchlässig. Sie können also damit duschen und auch das Schwitzen wird nur geringfügig eingeschränkt. Die Klebkraft ist im nassen Zustand nicht mehr ganz so gut, sodass Sie beim Abtrocknen etwas vorsichtig sein sollten. Umgekehrt können Sie diesen Umstand nutzen und das Tape nach der Dusche leichter als im trocknen Zustand abziehen, wenn Sie es abnehmen wollen. In Salzwasser können Sie allerdings nicht mit Tape baden, weil es sich dann rasch ablösen würde.

Vorbereiten der Haut. Die Haut in dem zu behandelnden Areal sollte trocken und nicht fettig sein. Also den Taping-Bereich beim Eincremen nach dem Duschen lieber aussparen bzw. sehr fettige Haut zunächst entfetten. Feine Härchen auf der Haut sind unproblematisch und behindern die Klebkraft und Taping-Wirkung nicht. Eine starke Behaarung sollte jedoch vor dem Tapen entfernt werden. Wenn Sie dazu einen Rasierer verwenden, sollte dies nicht direkt vor dem Tapen passieren, weil beim Rasieren der Haut – oft unbemerkt – kleinste Hautschädigungen entstehen, die sich unter dem Tape schnell entzünden könnten.

Vordehnung. Bevor Sie mit dem Tapen beginnen, dehnen Sie die Körperareale vor, das bedeutet, dass Sie die Muskelansätze und Muskelursprünge in eine möglichst weite Entfernung voneinander bringen. Zu diesem Zweck müssen, beispielsweise beim Anlegen eines Handbeuger-Tapes, das Handgelenk maximal überstreckt sowie das Ellenbogengelenk gestreckt werden (Foto 1, S. 14).

Abmessen und Vorbereiten der Tapes. In dieser Armhaltung wird zunächst die Länge des Tapes bestimmt (Foto 2, S. 14) und das Tape dann entsprechend zugeschnitten. Daher benötigen Sie bei fast allen Tape-Anlagen eine Hilfsperson. Um zu verhindern, dass sich das Tape vorzeitig an den Ecken löst, rundet man diese vor dem Kleben ab. Dann fasst man ein Ende des Tapes mit beiden Händen, reißt das Papier ein und zieht es ein Stück weit ab.

Kleben der Tapes. Den Arm in Vordehnung bringen. Das Ende des Tapes wird nun auf die Muskelursprünge der Fingerbeuger im Bereich des inneren Oberarmknochens geklebt. Von hier aus wird das Tape, ohne dieses zu spannen, vom Papier abgezogen und entlang der Unterarmmuskulatur bis zur Handinnenfläche aufgelegt (Foto 3, S. 14). Danach wird das Tape von der Mitte zu den Rändern hin festgeklebt. Dabei

Therapeutisches Aku-Taping

Dieses Buch bietet sicherlich auch Therapeuten, die sich fürs Aku-Taping interessieren, einen guten Einstieg. Es dürfte jedoch klar sein, dass die professionelle Behandlung durch Aku-Taping umfassende Kenntnisse der Akupunktur, besser noch der TCM, der funktionellen Anatomie und der Manuellen Medizin/Osteopathie erfordert. In diesem Sinne verstehen wir Aku-Taping auch nicht als Konkurrenz oder Ersatz für Akupunktur, TCM oder Manuelle Therapie, sondern als wirksame Ergänzung. Der Behandlungserfolg lässt sich so verstärken und verlängern.

Insbesondere bei der unterstützenden Behandlung von Schwangerschaftsbeschwerden, wie Rückenschmerzen oder Schwangerschaftserbrechen, können entsprechend ausgebildete Hebammen oder Frauenärzte Aku-Taping sehr gut einsetzen. Dem Aku-Taping-Einsatz rund um Schwangerschaft und Geburt wird daher ein eigenes Kapitel in diesem Buch gewidmet.

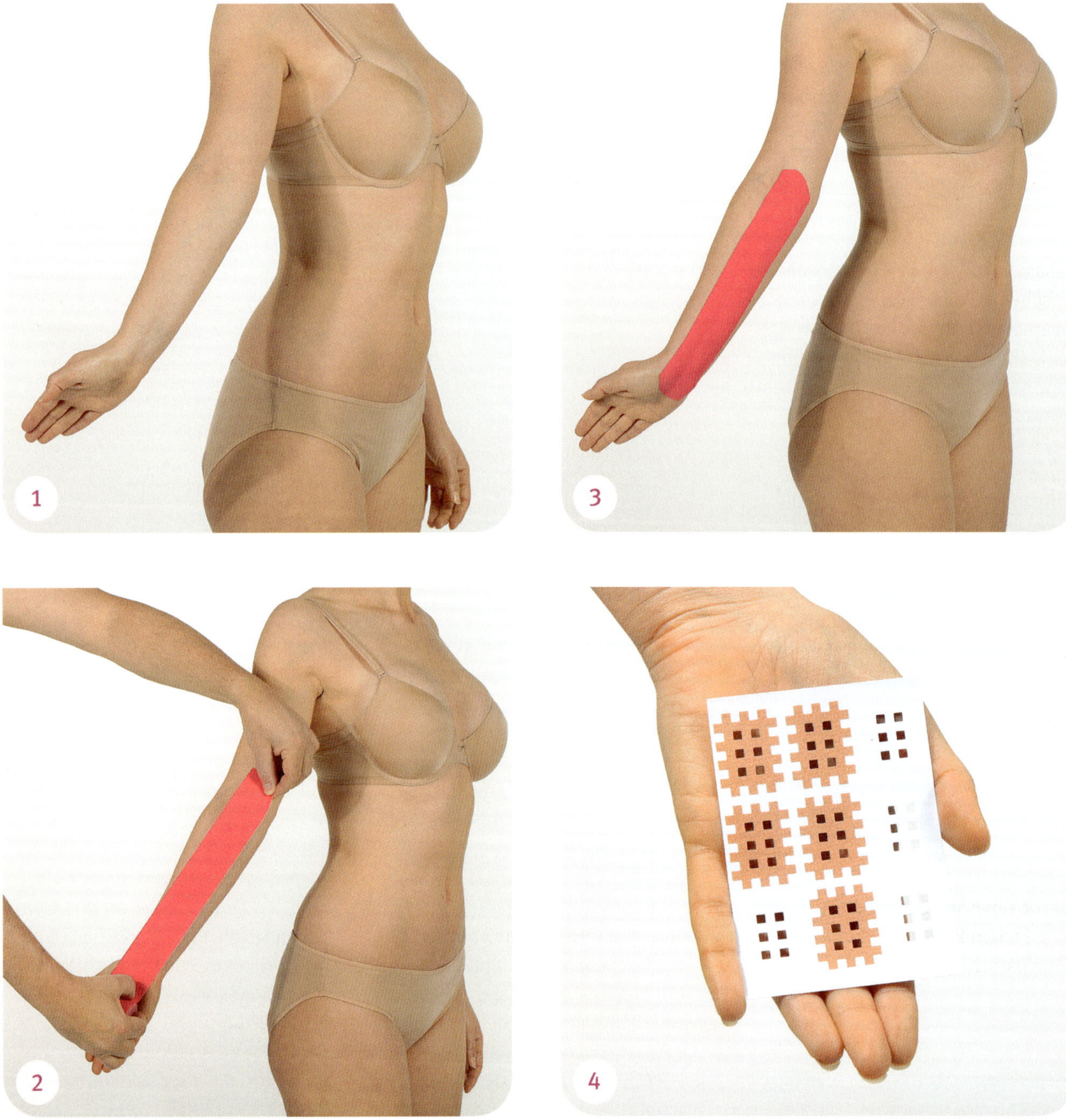
1
3
2
4

ist darauf zu achten, dass der Druck beim Aufkleben, ähnlich wie beim Kleben einer Tapete, nicht zu stark ist, da sich das Tape ansonsten leicht verschiebt oder Falten wirft. Nach etwa einer halben Stunde entfaltet der Kleber durch die Körperwärme seine optimale Haftung.

Wechseln der Tapes. Ein Tape kann zwischen drei und sieben Tage auf der Haut bleiben. In der Regel halten sie so lange und gehen auch beim Duschen nicht ab. Je nach Schweißbeschaffenheit kann sich das Tape allerdings vorzeitig ablösen; Sie können es jedoch problemlos ersetzen. Auch Tapes an Händen und Füßen lösen sich häufig schneller ab. Ein zusätzliches, quer geklebtes Tape kann hier Abhilfe schaffen. Bei Tapes am Fuß empfiehlt es sich darüber hinaus, über dem Tape eine dünne Socke zu tragen, um insbesondere in der Nacht ein Abreiben des Tapes durch Körperbewegungen zu verhindern.

Tape-Farben

Es gibt Tapes in diversen unterschiedlichen Farben. Sie können die Farbe passend zur Kleidung, unauffällig hautfarben, als poppigen Hingucker oder auch nach farbpsychologischen Gesichtspunkten auswählen. Warme Farben wie Rottöne wirken eher wärmend und aktivierend; kalte Farben wie Blautöne eher kühlend und beruhigend. Ein hautfarbenes Tape ist nach unserer Erfahrung energetisch als neutral aufzufassen. Hautfarbene Tapes eignen sich besonders für Gesicht und Hals oder andere sichtbare Bereiche.

Was tun bei einer Allergie?

Wenn Sie eine starke Rötung, Quaddeln oder heftigen Juckreiz im getapten Bereich bemerken, muss das Tape natürlich sofort wieder entfernt werden. Wenn es zu einer solchen allergischen Reaktion kommt, was selten ist, hängt es meist mit dem Farbstoff zusammen. Einige unserer Patienten sind beispielsweise allergisch gegen rotes Tape, vertragen aber hautfarbenes Tape. Allergiker probieren die Tape-Verträglichkeit am besten durch Aufkleben eines Tape-Stücks z. B. am Oberschenkel aus.

Cross-Tapes: punktgenaue Hilfe

Cross-Tapes sind kleine Pflaster, die Sie zusätzlich auf einzelne Akupunkturpunkte kleben können (Foto 4). Das Cross-Tape setzt einen winzigen, tiefenwirksamen Gewebereiz und stimuliert so den betreffenden Akupunkturpunkt. Der Vorteil – z. B. gegenüber dem Setzen einer Akupunkturnadel – liegt in einer sanften, aber dauerhaften Gewebestimulation und der konstanten Art des Reizes. In der Tiefe werden dadurch Verklebungen gelöst und der Energiefluss angeregt. Unerwünschte Nebenwirkungen sind in aller Regel nicht zu erwarten. Cross-Taping wirkt am besten als »Behandlungsverstärker« zu den Aku-Tapes. Energieblockaden werden so gelöst, die Selbstheilungskräfte stimuliert und das innere Gleichgewicht des Körpers wiederhergestellt.

Cross-Tapes sind in verschiedenen Größen zwischen eineinhalb und fünf Zentimetern erhältlich. Für alle in diesem Buch beschriebenen Anwendungen verwenden Sie am besten kleinere bis mittelgroße Varianten. Eine Vordehnung des Gewebes oder ein Stretchen des Pflasters ist beim Auftragen nicht nötig. An schwer zu erreichenden Stellen (Rücken) empfiehlt es sich auch hier, sich von einem Taping-Partner helfen zu lassen.

Diese Tapes werden übrigens immer beidseits (rechts und links der Körpermitte) aufgetragen. Bei rechtsseitigen Kiefergelenksbeschwerden tragen Sie die Pflaster einfach beidseits auf der linken *und* rechten Gesichtshälfte auf. Sie können durchschnittlich drei bis sieben Tage auf der Haut verbleiben. Danach sollten sie gewechselt werden.

TCM-Basics

Auf den folgenden Seiten möchten wir Sie gern mit einigen Grundprinzipien der Traditionellen Chinesischen Medizin bekannt machen. Einiges wird Ihnen vermutlich zunächst fremd erscheinen, anderes wie das Ying-Yang-Prinzip ist Ihnen vielleicht schon vertraut.

Eine der wichtigsten Grundlagen der Traditionellen Chinesischen Medizin ist der Begriff der Gesundheit. Es gilt also nicht, in erster Linie Krankheiten zu kurieren, sondern die Gesundheit zu erhalten. Damit unterscheidet sich die TCM bereits wohltuend von der Praxis westlicher Medizin, in erster Linie auf die Krankheit zu schauen und die Menschen auf ihre Diagnose zu reduzieren, was durch die starke Fachspezialisierung noch gefördert wird. Kardiologen interessieren sich beispielsweise vor allem für die gestörte Herzfunktion und verlieren den Menschen, »der am Herzen hängt«, gern einmal aus den Augen.

Die TCM betrachtet den Menschen als ganzheitliches Wesen. So ist also nicht etwa eine Fehlfunktion oder ein krankhaftes Verhalten des Herzens die Ursache der Krankheit, sondern eine Störung des inneren Gleichgewichts, der Kräfteströme. Diese müssen wieder in Harmonie gebracht werden, dann wird auch das Herz wieder gesund. Der Mensch wird nicht nur als »kranker Körper« betrachtet, sondern der Zustand von Geist und Seele wird bei der Diagnostik und Behandlung auf der Grundlage der Traditionellen Chinesischen Medizin mit in den Blick genommen.

Der TCM zufolge hat der menschliche Körper von Natur aus Energien mitbekommen, die für ein langes, gesundes Leben ausreichen. Damit sich dieses verwirklichen lässt, muss es den Energien möglich sein, gleichmäßig und ohne Stockungen zu fließen.

Yin und Yang: weibliche und männliche Aspekte

Die wesentliche philosophische Grundlage der TCM bildet das Yin-und-Yang-Konzept. Das bekannte Symbol versinnbildlicht die unteilbare Einheit der zwei Gegensatzpaare Yin und Yang, das heißt: Es symbolisiert die ganzheitliche Harmonie der Gegensätze.

Das Yin-und-Yang-Konzept basiert auf einem dualistischen Ordnungsprinzip. So stehen Yin und Yang beispielsweise für Nacht und Tag, Mond und Sonne, Erde und Himmel, dunkel und hell, kalt und warm, Materie und Energie, Ruhe und Aktivität. Yin und Yang schließen einander aus, können aber dennoch nicht ohne einander vorhanden sein.

Verdeutlichen kann man das sehr gut an dem Gegensatzpaar »Tag und Nacht«. Mit Tag assoziieren wir Sonne, Wärme, Dynamik, mit Nacht hingegen Dunkelheit, Kälte, Ruhe. Wenn es die Nacht jedoch in dieser Form nicht gäbe, wenn die Sonne also 24 Stunden scheinen würde, hätte auch der Begriff »Tag« für uns eine völlig andere Bedeutung. Die Gegensatzpaare beinhalten auch keinerlei Wertung, weder Yin noch Yang sind gut oder schlecht, genauso wenig, wie Tag und Nacht gut oder schlecht sind.

Sind Yin und Yang im Gleichgewicht, sind wir gesund

Das Yin-und-Yang-Konzept ist grundlegend für die TCM und ihre Betrachtungsweise von Krankheit und Gesundheit. Gesundheit bedeutet in der Chinesischen Medizin, dass Yin und Yang im Gleichgewicht sind. Krankheit bedeutet Verschiebung dieses Gleichgewichts, und zwar entweder Verschiebung zu mehr Yang oder Verschiebung zu mehr Yin. Bei einer Verschiebung zu mehr Yang sprechen wir von einer Yang-Fülle, bei einer Verschiebung zu mehr Yin von einer Yin-Fülle. Neben diesen Fülle-Zuständen kennen wir in der Chinesischen Medizin aber auch Leere-Zustände. Bei einem Leere-Zustand haben wir einen Großteil unserer Energie bereits verloren. Wir sind zum Beispiel durch eine chronische Krankheit erschöpft, müde, antriebsgehemmt. Auch im Rahmen solcher Leere-Zustände kann es dann zum relativen Überwiegen des Yang-Aspekts kommen bzw. umgekehrt natürlich auch zum relativen Überwiegen des Yin-Aspekts. Wir sprechen dann von relativer Yang-Fülle bzw. von relativer Yin-Fülle.

In unserer hektischen Leistungsgesellschaft dominiert das Yang

Ein Großteil unserer Zivilisationskrankheiten beruht auf der Vernachlässigung der Yin-Aspekte. Unsere moderne Gesellschaft verlangt uns im zunehmend härter werdenden Kampf ums wirtschaftliche und soziale Überleben immer mehr Strategien ab, die dem Yang-Bereich zugeordnet werden. Hektik und Stress sind die Folge und führen zu Erkrankungen. Um davon regenerieren und auch gesunden zu können, ist das Gegengewicht des Yin notwendig – also Ruhe, Entspannung und ein Leben im Einklang mit den Gesetzen der uns umgebenden Natur.

Genau dieses entspricht dem Grundgedanken der chinesischen Medizin – der Vorbeugung: Nach anstrengenden (geistigen oder körperlichen) Arbeiten sollten wir eine Periode der Ruhe folgen lassen. Nach sehr vielen gesellschaftlichen und geselligen Kontakten im Außen brauchen wir den Rückzug nach innen. Äußeres und inneres Leben sind nicht zu trennen, sondern bedingen und befruchten einander.

Qi ist die Lebensenergie, die uns durchströmt

Die Lebensenergie, die jeden Menschen (und nicht nur ihn, sondern die ganze Natur) durchströmt, wird als »Qi« bezeichnet. Damit ist einerseits etwas Energetisches gemeint, andererseits auch etwas Stoffliches – eben Yang und Yin, aus dem sich das Qi zusammensetzt. Qi ist beim Menschen die treibende Kraft aller Aktivitäten und Funktionen im Organismus, ohne die kein Leben möglich ist. Das Qi sammelt sich in den Organen und fließt in Meridianen (Leitbahnen) durch den ganzen Körper. Qi basiert auf dem ganzheitlichen Konzept, dass Körper und Seele in Abhängigkeit voneinander existieren und erst so ein Ganzes bilden.

Yin- und Yang-Zuordnungen in der TCM

Yin	Yang
weiblich	männlich
Unterkörper	Oberkörper
rechte Seite	linke Seite
Brust und Bauch, Körpervorderseite	Rücken, Körperrückseite
Körperinneres	Körperäußeres
chronisch	akut
Kältegefühl	Hitzegefühl
langsamer Krankheitsbeginn	plötzlicher Krankheitsbeginn
Blässe	Rötung
weicher Stuhl	Verstopfung
langsamer Puls	schneller Puls
Organstruktur	Organfunktion
Blut, Körpersäfte	Energie, Geist
ruhig, leise	laut, hektisch
Lunge	Dickdarm
Herz	Dünndarm
Milz	Magen
Leber	Gallenblase
Niere	Blase

Das Qi erfüllt zahlreiche Aufgaben:

- Qi ist der Ursprung aller willentlichen (Gehen, Stehen, Sehen, Sprechen usw.) sowie aller nicht durch den Willen gesteuerten Bewegungen (Darmbewegungen, Herztätigkeit, Atmung usw.).
- Es bewegt die Nahrung durch den Verdauungstrakt und das Blut sowie alle anderen Körperflüssigkeiten durch unseren Körper.
- Qi wärmt unseren Körper – über die Haut von außen und über Niere und Milz von innen.
- Qi hat auch die Aufgabe, den Tonus der Organe aufrechtzuerhalten, sodass es nicht zu Senkungen kommt.
- Es bestimmt die psychische und geistige Beweglichkeit eines Menschen.
- Qi schützt den Körper vor schädlichen Umwelteinflüssen.
- Es wandelt Nahrung und Luft in Qi-Energie und Blut-Xue um.

Wie bei Yin und Yang sollten auch beim Qi Störungen vermieden werden, damit ein harmonischer Energiefluss den Körper durchströmen und damit seinen Bedürfnissen entsprechend versorgen und gegebenenfalls schützen kann. Ist dieser Fluss nicht gewährleistet, weil er aus irgendwelchen Gründen unterbrochen ist, kann es zu Erkrankungen kommen. Im Gegensatz zu Yin und Yang gibt es beim Qi keinen Überfluss (Fülle).

Krankheit entsteht bei Qi-Mangel oder -Stau

Bei Mangel (Qi-Leere) kommt es häufig zu Zeichen einer allgemeinen Erschöpfung, blasser Haut und eventuell zu kalten Extremitäten und allgemeinem leichtem Kältegefühl. Die Funktionen einzelner Organe können nicht mehr erfüllt werden. Da jedes Organ eine physiologische Qi-Flussrichtung aufweist, entstehen bei einer gegenläufigen Richtung Störungen, die zu Erkrankungen führen können. Beispielsweise leitet die Lunge das Qi hauptsächlich nach unten. Qi-Mangel in der Lunge führt schon bei leichten Anstrengungen zu Husten und Atemnot. Außerdem kann es auch zu einem Stau des Energieflusses kommen, der meist zu Schmerzzuständen führt (beispielsweise Muskelschmerzen, Kopfschmerzen).

Die Leitbahnen (Meridiane)

Bei den Meridianen handelt es sich um Energiebahnen (Leitbahnen). Allerdings unterscheiden diese sich in Struktur und Funktion grundsätzlich von dem System (Blut- und Lymphgefäße, Nervensystem), wie es der westlichen Medizin bekannt ist. Die symmetrisch angeordneten Meridiane stellen ein funktionelles System dar, das die verschiedenen Regionen des Körpers mit Energie (Qi) versorgt. All diese Meridiane – oder Leitbahnsysteme – stehen miteinander in Verbindung, sind also gewissermaßen vernetzt und versorgen den Körper bis hin zur letzten Zelle mit Lebensenergie.

Es gibt in der Traditionellen Chinesischen Medizin zwölf Hauptmeridiane (Jing Mai). Diese laufen über die Oberfläche des Körpers und haben jeweils eine innere Verbindung zu dem Organ, welches der betreffenden Leitbahn seinen Namen gibt; zum Teil bestehen weitere innere Verbindungen. Jede Leitbahn erfüllt ihre eigenen Aufgaben und kann – wenn es zu Störungen oder Blockaden kommt – auch eigene Erkrankungen entwickeln. Bei diesen Leitbahnen wiederum gibt es Yin- und Yang-Meridiane. Die Yin-Meridiane der Beine beginnen am Fuß und verlaufen über die Innenseite des Beines zur Brust. Die Yin-Meridiane der Arme verlaufen über die Vorderseite der Schulter und schließlich durch die Ellenbeuge zur Handinnenseite. In den Fingerspitzen gehen die Energien dann von den Yin- in die Yang-Meridiane über. Diese wiederum führen von den Fingerspitzen zu den Ellenbogen und über die Schulter von hinten zum Kopf. Von dort verlaufen Yang-Meridiane über den Rücken und dann an der Rückseite der Beine entlang zu den Zehen, wo sich jeweils der Kreislauf einer Körperhälfte schließt.

Die zwölf Hauptmeridiane sind paarig, das heißt, sie sind sowohl links als auch rechts vorhanden. Daneben gibt es noch diverse weitere Meridiane, von denen für dieses Buch das sogenannte Konzeptionsgefäß (Ren Mai) von Bedeutung ist, das an der Vorderseite genau auf der Mittellinie des Körpers von unten nach oben verläuft.

Akupunktur(-punkte)

Die gerade beschriebenen Meridiane (Leitbahnen) verlaufen durch Akupunkturpunkte bzw. verbinden diese. Der Milz-Meridian, der bei vielen hier vorgestellten Beschwerden getapet wird, verläuft vom ersten Milz-Akupunktur-Punkt am großen Zeh (Mi 1) entlang der Fuß- und Beininnenseite aufwärts bis zur Achselhöhle (Mi 20). Die auf dieser Leitbahn liegenden Akupunkturpunkte können durch ein Leitbahn-Tape (wird nur am Bein bzw. Arm aufgebracht) oder durch Cross-Tapes, die auf einzelne Punkte geklebt werden, stimuliert werden. Natürlich können Sie von Ihrem Therapeuten auch durch Akupunkturnadeln behandelt werden. Die gezielte Nadelung und nachfolgendes Aku-Taping können sich gegenseitig sehr gut ergänzen und verstärken. Alle Punkte, die mit Cross-Tapes versorgt werden, können Sie stattdessen oder zusätzlich akupressieren, also mit der Finger-

Verlauf und Bedeutung der zwölf Hauptmeridiane

Meridian/Zuordnung	Verlauf	Akupunktur-punkte	TCM-Therapie bei
Lunge/Yin-Meridian	an der Innenseite des Armes entlang abwärts zum Daumen	Lu 1 – 11	Erkältungskrankheiten, Lungenbeschwerden, Depression
Dickdarm/Yang-Meridian	vom Zeigefinger an der Armaußenseite aufwärts	Di 1 – 20	alle Schmerzzustände
Magen/Yang-Meridian	von unterhalb des Auges über die Körpervorderseite abwärts bis zum zweiten Zeh	Ma 1 – 45	Magen- und Verdauungsbeschwerden, Schwäche, Müdigkeit
Milz/Yin-Meridian	vom großen Zeh entlang der Fuß- und Beininnenseite aufwärts bis zur Achselhöhle	Mi 1 – 20	gynäkol. Beschwerden, Verdauungsstörungen Rückenschmerzen, chronische Erschöpfung
Herz/Yin-Meridian	von der Achselhöhle an der Innenseite des Armes entlang abwärts zum kleinen Finger	He 1 – 9	funktionelle Herzbeschwerden, psychosomatische Beschwerden, Schlafstörungen
Dünndarm/Yang-Meridian	vom kleinen Finger aufwärts an der Armaußenseite über die Schulter bis zum Ohr	Dü 1 – 19	Verspannungen im Schulter- und Nackenbereich
Nieren/Yin-Meridian	von der Mitte der Fußsohle, einmal um den Innenknöchel herum, an der Innenseite des Beins entlang aufwärts über Bauch und Brust nahe der Mittellinie bis unter das Schlüsselbein	Ni 1 – 27	Rückenschmerzen, Erkrankungen der Geschlechtsorgane, Blase und Niere
Blase/Yang-Meridian	vom inneren Augenwinkel über den Kopf, neben der Wirbelsäule (zweigeteilt) abwärts über das entsprechende Bein an der Rückseite über die Außenseite des Fußes bis zum kleinen Zeh	Bl 1 – 67	chronische Erkrankungen der Organe, Rückenschmerzen
Perikard/Yin-Meridian	an der Innenseite des Arms bis zum Mittelfinger	Pe 1 – 9	funktionelle Herzbeschwerden, Kreislaufprobleme
Drei-Erwärmer/Yang-Meridian	vom Ringfinger über die Außenseite des Arms aufwärts über die Schulter um das Ohr herum bis zum äußeren Ende der Augenbraue	3E 1 – 23	Kopfschmerzen
Gallenblase/Yang-Meridian	vom äußeren Augenwinkel in Schlangenlinien über den seitlichen Kopf abwärts an der Körperaußenseite zum kleinen Zeh	Gb 1 – 44	Verspannungen im Kopf- und Nackenbereich
Leber/Yin-Meridian	vom großen Zeh an der Innenseite des Beines aufwärts bis zur Brust	Le 1 – 14	funktionelle Störungen, überall wo Spannung eine Rolle spielt

kuppe leicht drücken oder massieren. Vor allem bei akuten Beschwerden kann man durch die Akupressur der entsprechenden Akupunkturpunkte oft raschere Linderung erzielen, als dies durch Taping möglich wäre.

Den Energiefluss harmonisieren

Bei allen diesen Einflussnahmen auf die Akupunkturpunkte geht es immer um den harmonischen Fluss der Lebensenergie Qi mit ihren Anteilen Yin und Yang. Diese beiden Kräfte sind im Körper immer gemeinsam, jedoch als Gegenspieler, aktiv. Bei gesunden Menschen stehen sie im Gleichgewicht zueinander. Narben, Verklebungen oder Entzündungen im Körper führen dagegen zu einem Ungleichgewicht. Um das Gleichgewicht der Lebensenergien wiederherzustellen, werden bestimmte Punkte der betroffenen Meridiane gezielt stimuliert und damit wieder durchgängig für den Energiefluss gemacht. Die behandelten Punkte können weit entfernt vom Ort des eigentlichen Schmerzgeschehens liegen, denn die Leitbahnen verlaufen ja über den gesamten Körper. Die traditionelle chinesische Akupunktur kennt insgesamt etwa 400 Akupunkturpunkte. Für uns sind jedoch nur einige davon wichtig.

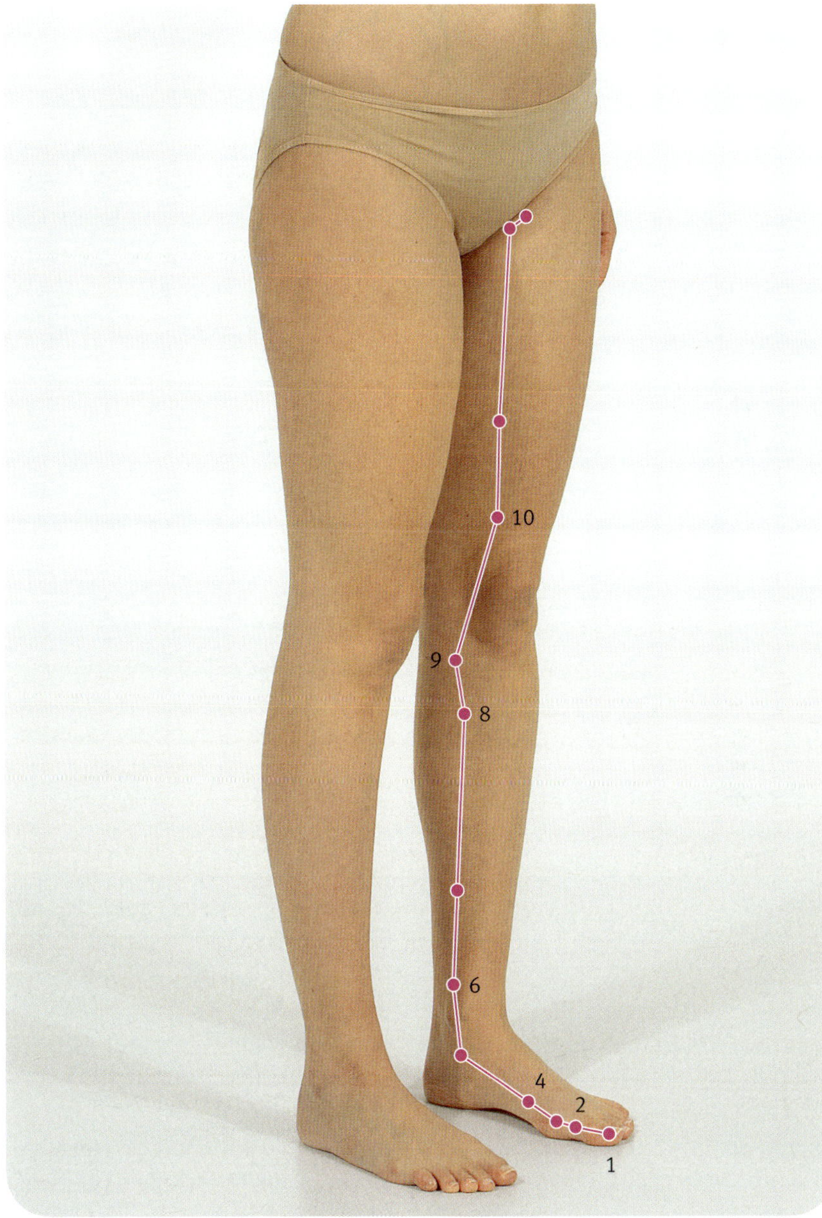

Der Milz-Meridian, der vom großen Zeh entlang der Beininnenseite aufwärts verläuft, bedarf sehr häufig der harmonisierenden TCM-Behandlung.

Die Wirksamkeit ist belegt

Mit ihren weit über 2000 Jahre zurückreichenden Wurzeln ist die Akupunktur eine der ältesten und am weitesten verbreiteten Heilmethoden der Welt. Ihr Wirkprinzip ist für die von westlichem Denken geprägte Schulmedizin bisher nicht erfassbar. Immerhin fand man mithilfe der Kernspintomografie heraus, dass Gehirnbereiche, die mit einem stimulierten Akupunkturpunkt in Verbindung stehen, eine erhöhte Aktivität zeigen. Dass Akupunktur bei vielen Beschwerden – z.B. chronischen Kopf-, Rücken- und Gelenkschmerzen – wirksam ist, wurde in den letzten Jahren in breit angelegten Studien nachgewiesen. Schwangere, die ab der 36. Woche akupunktiert werden, erleiden nachweislich weniger Schmerzen bei der Geburt und gebären schneller. Aus diesen Gründen bezahlen inzwischen auch die meisten Krankenkassen bei bestimmten Indikationen Akupunktur-Sitzungen.

Warum Aku-Taping für Frauen so gut geeignet ist

Sie haben jetzt schon einen kleinen Einblick in die komplexe und für westliche Menschen recht ungewohnte Denk- und Herangehensweise der TCM erhalten. Anders als im Kinesio-Taping, das von Sportlern sehr gern verwendet wird, um dem Körper schadlos Maximalleistungen abverlangen zu können, ist das Aku-Taping ganz im Sinne der TCM der Gesunderhaltung und Harmonisierung verpflichtet. Es geht nicht um »schneller, höher, weiter«, sondern darum, einen gestörten Energiefluss zu regulieren und Ungleichgewichte, die durch verschiedenste tägliche Belastungen entstehen können, auszugleichen.

Regelbeschwerden und PMS

Am Beispiel von Menstruationsbeschwerden, unter denen 80% aller Frauen leiden, soll dies näher erläutert werden. Häufig treten diese Probleme schon einige Tage vor dem Einsetzen der Blutung auf (prämenstruelles Syndrom). Vielleicht geht es Ihnen auch so, dass Sie sich in den Tagen vor den Tagen gereizt oder depressiv fühlen; die Waage durch Wassereinlagerungen nach oben klettert, die Brüste spannen und die Haut unreiner wird und Pickel entstehen. Während der Menstruation machen Ihnen vielleicht Unterleibskrämpfe, Kopf- und Rückenschmerzen oder starke Blutungen zu schaffen.

Psychologen wissen heute, dass Zyklusbeschwerden häufig psychischer Natur sind; in etwa 75% aller Fälle gibt es keine organischen Ursachen. Die meisten medikamentösen Behandlungen sind eher unbefriedigend. Körperliche Ursachen für Menstruationsprobleme liegen nur in etwa 20% aller Fälle vor (z.B. Myome, Fehlstellungen der Gebärmutter, Entzündungen der inneren Geschlechtsorgane, Endometriose oder die Spirale).

Die Traditionelle Chinesische Medizin sieht in der Menstruation eine sehr komplexe Zusammenarbeit von Qi und Blut (Xue). Während das Blut in der prämenstruellen Phase gesammelt wird, wird es während der Blutung durch kräftige Qi-Impulse ausgetrieben. Schmerzen entstehen in den meisten Fällen durch Qi-Blockaden, Blutstauung und Kälte. Diese lassen sich durch die gezielte Behandlung der entsprechenden Akupunkturpunkte mit Tapes, Cross-Tapes oder Akupressur sehr gut therapieren.

Anders als bei der schulmedizinischen Verordnung von chemischen Hormon- oder anderen Präparaten wird hierbei nicht grobstofflich in den Körper eingegriffen, sondern vielmehr sehr sanft – und vollkommen nebenwirkungsfrei – die Blockade oder Stauung aufgelöst, indem bestimmte Akupunkturpunkte stimuliert werden. Viele Frauen sind sehr empfänglich für diese feine Regulierung und haben schon – oder entwickeln im Laufe der Zeit – ein gutes Gespür für die ausgelösten Veränderungen.

Wie eine Depression aus TCM-Sicht behandelt wird

Depressionen haben sich bei uns zu einem Volksleiden entwickelt, das jedoch nicht immer ernst genug genommen wird. Aus seelischen Leiden können sich zahlreiche physische Krankheiten entwickeln – beispielsweise Kopfschmerzen, Rückenbeschwerden oder Magen-Darm-Leiden. Für reaktive Depressionen (als Reaktion auf bestimmte Ereignisse aufgetreten) gibt es viele Ursachen. Oft sind es auch festgefahrene Lebensentwürfe, die durch eine Gesprächstherapie aufgebrochen und neu ausgerichtet werden können. Manchmal haben Depressionen ihren Ursprung aber auch in der eigenen Biografie, mit der man sich konfrontieren und die man aufarbeiten muss, um wieder gesund werden zu können. Von reaktiven Depressionen sind endogene Depressionen abzugrenzen – hierbei ist kein fassbarer, d.h. ursächlicher Grund einer depressiven Verstimmung zu erkennen. Chemische Veränderungen im Gehirn, z.B. von Neurotransmittern, führen zu Erkrankungen der Psyche; therapeutisch ist hier die medikamentöse Therapie durch einen erfahrenen Spezialisten unabdingbar.

Aus der Sicht der chinesischen Medizin zeigen sich bei reaktiven Depressionen sehr vielschichtige Krankheitsmuster.

- So steht bei einem Lungenmuster eine Trennungsproblematik (Tod, Scheidung, Arbeitsplatzverlust) im Vordergrund, die zu Trauer und Depression geführt hat. Häufig treten hierbei körperlich Funktionsstörungen des Atmungssystems auf wie Verstärkung oder Auslösung von Asthma bronchiale, vermehrte Infektneigung oder Bronchitis. Gemäß TCM-Betrachtung gilt es, in diesen Fällen zunächst die Lungenfunktionsstörung zu regulieren.
- Ein Herzmuster findet sich bei Patienten, denen unkonkrete Ängste die Kehle zuschnüren, die nicht mehr mit anderen Menschen reden können. Diese Kommunikationsstörungen werden als Störung des Herzens gesehen und sie können mit Herzklopfen und ausgeprägten Schlafstörungen einhergehen; hier ist es von Bedeutung, insbesondere die Herzfunktion z.B. über entsprechende Akupunkturpunkte zu harmonisieren.
- Bei einem Milz-/Magenmuster ist das Hauptproblem in übermäßigem Grübeln, d.h. in vermehrter Neigung zu sorgenvollen Gedanken, zu sehen; körperlich gehen diese Depressionen häufig mit Verdauungsbeschwerden einher; therapeutisch werden Milz/Magen reguliert.
- Ein Nierenmuster zeigt Patienten mit sehr tiefgreifenden Ängsten existenzieller Art, z.B. bei Arbeitsplatzverlust – dies geht nicht nur nach chinesischer Denkart an die Nieren; gehäuft treten zusätzlich Lendenschmerzen und Sexualstörungen auf.
- Bei einem Lebermuster haben wir es mit Patienten zu tun, die depressiv reagieren, weil sie zu viel Wut und Aggression herunterschlucken. Innerlich verspüren sie Zorn, der sie zum Platzen bringt; sie würden am liebsten mit der Faust auf den Tisch hauen, aber können sich dann doch nicht entsprechend äußern. Körperlich sind diese Störungen oft mit Migräne und Menstruationsproblemen kombiniert.

Die Therapieansätze gemäß TCM beziehen von vornherein die unterschiedlichen Ursachen und Bilder einer Depression mit ein. Es wird auch immer die Einheit zwischen Körper und Psyche gesehen; die gewählten Punktkonzepte wirken in beiden Bereichen. Im praktischen Teil finden Sie Aku-Taping-Anlagen für die sehr häufig vorkommenden depressiven Verstimmungen mit Leber- oder Nierenmuster. Bei einer manifesten Depression sollten Sie sich aber immer in professionelle Behandlung begeben.

Welcher TCM-Typ sind Sie?

Sowohl in der westlichen als auch in der Traditionellen Chinesischen Medizin gibt es verschiedene Körper- oder Konstitutionstypen. Wir wollen Ihnen hier die fünf TCM-Typen vorstellen, denn so werden viele Beschwerden, aber auch ihre Lösungen viel verständlicher.

Während die westliche Medizin eine naturwissenschaftlich orientierte Medizin ist, ist die TCM eine funktionale Wissenschaft, denn bei der chinesischen Medizin steht die Gesamtheit des Menschen im Vordergrund. Damit es dem Menschen gut geht, muss die Lebensenergie Qi harmonisch durch den Körper fließen können. Über die Leitbahnen oder Meridiane versorgt das Qi die fünf verschiedenen Funktionskreise, also die Organe. Entsprechend diesen Funktionskreisen teilt die chinesische Medizin die Menschen in fünf Typen ein, während die westliche Medizin nur drei Konstitutionstypen (leptosomer, athletischer oder pyknischer Typ) kennt. Zunächst einmal klingen die fünf Körpertypen der TCM für uns vertraut, denn sie sind nach den Organen Leber, Lunge, Milz, Herz und Niere benannt. Doch während in der westlichen Medizin jedem dieser Organe eine feste Aufgabe zugeordnet ist, geht ihre Bedeutung in der chinesischen Medizin weit über diese rein physiologischen Aufgaben hinaus und umfasst zusätzlich allgemeine psychosomatische Funktionen. Deshalb spricht man in der chinesischen Medizin nicht von Organen, sondern von Funktionskreisen.

Beim Durchlesen der Typenbeschreibungen werden Sie sicherlich Aspekte finden, die auf Sie zutreffen. Diese Typisierung ist so hilfreich, weil sie die zugrundeliegenden Mechanismen sowohl von Gesundheit als auch von möglichen Störungen ganzheitlich erklärt; so haben Sie auch gleich die möglichen Gegenmaßnahmen an der Hand, wenn Sie merken, dass etwas aus dem Ruder läuft. Es ist jedoch selten so, dass wir ein reiner Typ sind; viel häufiger sind Mischtypen; schauen Sie einfach, mit welchen der fünf Typen Sie am meisten gemeinsam haben. Die typischen Beschwerden sind weitere wichtige Hinweise.

Der Lebertyp

Nach der Traditionellen Chinesischen Medizin sitzt in der Leber die Körperseele Hun. Außerdem ist die Leber die treibende Kraft hinter allen unseren Aktivitäten und hilft, das Qi frei zirkulieren zu lassen. Dies zeigt sich auch in der Persönlichkeit der Lebertypen, die aktiv und voller Tatendrang sind.

Die Leber als Sitz der Körperseele Hun

Die Körper- oder Himmelsseele Hun wird auch ätherische Seele oder Wanderseele genannt. Nach dem Tod eines Menschen lebt sie so lange weiter, wie sich die Hinterbliebenen an den Verstorbenen erinnern, im Allgemeinen also drei Generationen. Hun gibt dem Geist die Kraft, sich außerhalb des Körpers zu bewegen, jedoch ohne den Kontakt zum Körper zu verlieren – wie es zum Beispiel beim Träumen geschieht. Hun gibt uns unsere Fantasie und Intuition, ihre Aufgabe ist die Kreation. Außerdem verleiht uns Hun die Fähigkeit, uns selbst und anderen genügend Raum zu geben, sodass wir respektvoll mit uns selbst und anderen umgehen können. Hun regelt den Qi-Fluss der Gefühle und verhindert dabei Extreme.

So stärken Sie die Körperseele Hun
Die sentimentale Himmelsseele Hun ist wie die Leber dem Element Holz zugeordnet, sie strebt nach oben und dehnt sich aus. Hun teilt sich uns über Blicke, Berührungen, Magie oder Malerei mit. Gestärkt wird die Himmelsseele durch die Natur, Tiere, Kinder, Farben, Bewegung oder Schönheit.

Leber-Frauen sind zupackend und entschlussfreudig

Mit ihrem charismatischen und dynamischen Wesen sind Frauen des Lebertyps geborene Führungspersönlichkeiten, die dennoch stets respektvoll und fair sind. Da diese Frauen Grenzen und Regeln eher weniger mögen und sich viel zutrauen, sind sie am liebsten ihre eigene Chefin. Oft sind sie Vorreiter, denn sie sind selbstbewusst und stecken voller neuer Ideen, die sie dann auch so schnell wie möglich in die Tat umsetzen wollen. Sie sind zupackend, können aber auch gut abgeben und delegieren. Sie begeistern sich schnell für Ideen und Projekte und schaffen es, andere mit dieser Begeisterung anzustecken und mitzureißen. Lebertypen haben keine Scheu, sich in die erste Reihe zu stellen, und fällen Entscheidungen mit großer Entschlusskraft. Kommt es zu Konflikten, so stellen sie sich diesen. Zudem reagieren diese Frauen flexibel auf Veränderungen und passen sich neuen Situationen gut und schnell an.

Durch Hun entwickeln sich im Laufe des Lebens Tugenden wie Güte, Menschenfreundlichkeit, Mitgefühl und Großzügigkeit. So sind Leber-Frauen meist allseits beliebt und gern gesehene Gäste.

Störungen von Hun machen nachtragend und griesgrämig

Die Spontaneität der Lebertypen kann auch ins Negative umschlagen: Dann sind diese Frauen sprunghaft oder verbeißen sich in unwichtige Details. Da die Körperseele Hun in der Leber auch die »ewige Erinnerung« trägt, sind diese Frauen oft nachtragend. Sie können nur schwer verzeihen, tun sich gleichzeitig aber auch schwer, eigene Fehler einzugestehen und sich zu entschuldigen. Bei Störungen von Hun können diese Frauen außerdem aggressiv und ungerecht sich selbst und anderen gegenüber werden. Häufig neigen sie dann zur Unentschlossenheit und können in depressivem Selbstmitleid versinken. Auf Enttäuschungen reagieren Leber-Frauen leicht mit Frustration und Griesgrämigkeit.

Leber-typische Beschwerden

Zu Beschwerden kommt es immer dann, wenn die Leber den harmonischen Qi-Fluss im Körper nicht mehr

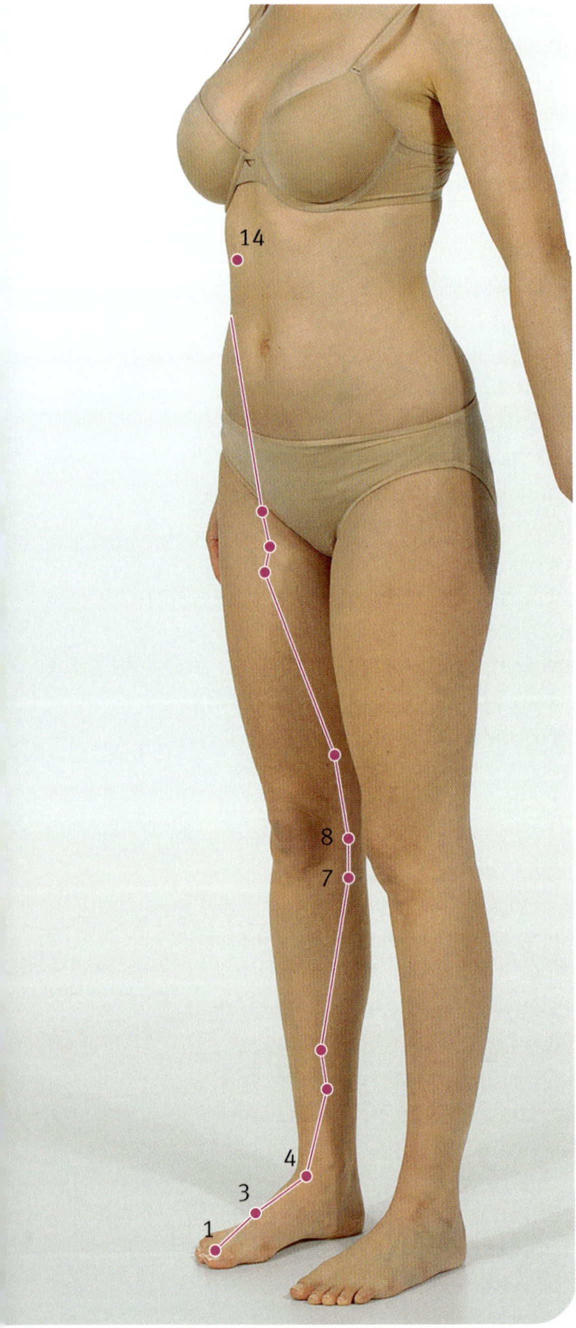

« Der Energiefluss entlang des Lebermeridians ist häufig gestört, was mit körperlichen oder psychischen Spannungszuständen einhergeht – nicht nur bei typischen Leber-Frauen.

sicherstellen kann. Dies kann zum Beispiel als Folge von Stress, schlechter Ernährung oder seelischen oder körperlichen Belastungen der Fall sein. Ist der Qi-Fluss gestört, steigt die Energie zu stark auf und erzeugt Hitze. Dies kann zu verschiedenen körperlichen Symptomen führen. So treten bei Frauen, bei denen die Funktion der Leber gestört ist, unter anderem häufig Schmerzen und Spannungszustände im Kopf- und Halsbereich auf. Dazu gehören Migräne und Kopfschmerzen, besonders seitlich und am Scheitel. Durch Verspannungen in der Kaumuskulatur kann es zu einem myofaszialen Schmerzsyndrom im Gesicht kommen. Auch ein plötzlicher Tinnitus kann sich einstellen. Ebenfalls anfällig sind Brustkorb und Bauchraum mit Symptomen wie Nervenschmerzen der Brustwand (Interkostalneuralgie) oder Blähungen. Im Bereich der Gelenke und des Bewegungsapparates kann es zu Beschwerden wie einem lateralen Schulter-Arm-Syndrom, einer Kiefergelenksdysfunktion, einem Hexenschuss, Rückenbeinschmerz (Lumboischialgie) oder Hüftschmerzen (Koxalgie) kommen. Frauen des Lebertyps leiden zudem häufig an Menstruationsunregelmäßigkeiten (Dysmenorrhöe) oder Beschwerden vor der Regel (PMS). Besteht diese Hitze im Körper viele Jahre lang, kann dies sogar zu Bluthochdruck, einem Schlaganfall oder einem Herzinfarkt führen. Die Beschwerden der Lebertypen haben häufig einen emotionalen Bezug und können sehr wechselhaft sein.

Der Lungentyp

Die Lunge reguliert unsere Atemfunktion. Sie sorgt dafür, dass wir regelmäßig ein- und ausatmen können, ohne dass es zu Atemgeräuschen oder Atemnot kommt. Die Hauptaufgabe der Lungen ist, die Energie der Luft (Qing Qi) in den Körper zu bringen. Zudem ist die Lunge in der TCM der Sitz der Erdseele Po.

Lunge als Sitz der Erdseele Po

Die Lunge beherbergt den geistig-seelischen Aspekt Po, auch animalische Seele oder Erdseele genannt. Po ist direkt an den menschlichen Körper gebunden und existiert so lange, wie ein Mensch lebt. Darüber hinaus steht Po in engem Zusammenhang mit den Funktionen der Lunge, also Ein- und Ausatmen, Durchlässigkeit und Filtration. Die Atmung selbst gibt uns einen unmittelbaren Bezug zum Augenblick und ermöglicht es uns, einen Moment unmittelbar zu erleben. Denken Sie nur an eine Atemmeditation, bei der wir uns auf nichts als unseren Atem konzentrieren und so fest im Hier und Jetzt verankert sind. So verleiht uns Po die Fähigkeit, unsere eigenen Urbedürfnisse direkt und unmittelbar in unserem Körper zu spüren. Darüber hinaus zieht Po nach unten, zerstückelt und verkleinert, Aufgabe der Erdseele ist die Destruktion. Ohne Rücksicht auf Verluste stellt die Erdseele alles infrage, manchmal auch das Leben selbst.

So stärken Sie die Erdseele Po
Sie ist wie die Lunge dem Element Metall zugeordnet und teilt sich uns als Musik, Mathematik oder in Form von Zahlen mit. Ihr Po können Sie stärken durch eine klare, saubere Umgebung, durch die Befreiung von Überflüssigem, aber auch durch Geld oder Sieg.

Lungen-Frauen können gut loslassen

Frauen des Lungentyps finden die richtige Balance zwischen Einlassen und Loslassen, so wie es der Körper ganz natürlich beim Ein- und Ausatmen macht. Dies zeigt sich immer dann, wenn sie neue Menschen kennenlernen, aber auch im Umgang mit alltäglichen Dingen. Sie sind gut darin, sich von Dingen, die im Moment nicht aktuell sind, zu trennen und etwas Neues zu beginnen. Dies spielt unter anderem eine wichtige Rolle bei der Trauerverarbeitung. Zudem sind diese Frauen in der Lage, den Augenblick intensiv zu erleben und ihre eigene Vitalität, Impulsivität und ihre Urbedürfnisse zu spüren. Lungen-Frauen besitzen eine ausgesprochen differenzierte Wahrnehmung und sind hervorragende Beobachter. Dies macht sie zu guten Zuhörerinnen und Ratgeberinnen – und ausgezeichneten Therapeutinnen. Auch viele Künstlerinnen sind unter den Lungen-Frauen zu finden. Zudem sind diese Frauen sehr sensibel und oft eher introvertiert. Diese Zurückhaltung kann von anderen leicht als Distanziertheit aufgefasst werden, doch das Gegenteil ist der Fall: Lungen-Frauen empfinden oft alles mit, was sich im Leben ereignet. Wenn sie Mitleid haben, leiden sie wirklich mit.

Da Lungen-Frauen die kostbaren Augenblicke des Lebens spüren, auch wenn sie noch so klein sind, können sie diese ganz besonders wertschätzen. Auch zu Redlichkeit und Rechtschaffenheit verhilft ihnen Po.

Gestörte Erdseele: anhaltende Trauer und Depression

Der Lunge ist die Trauer als psychischer Faktor zugeordnet. Trauer ist ein wichtiges menschliches Gefühl, das uns zu mehr Reife verhilft, wenn wir richtig damit umgehen. Wenn wir Trauer jedoch nicht verarbeiten können oder exzessiv trauern (zum Beispiel nach dem Verlust eines Kindes), kann das die Lungenfunktion beeinträchtigen. Ist Po gestört, so sind diese Frauen nicht in der Lage, sich zu trennen und zu lösen. Dieses Verharren in der Trauer kann bis hin zu einer tiefen Depression führen. Zudem können Störungen von Po bewirken, dass diese Frauen generell Schwierigkeiten haben, loszulassen oder sich von Menschen oder Dingen zu trennen. Oft können sie sich auch nur schwer gegen andere abgrenzen. Körperliche Folgen einer Störung von Po können Atembeschwerden, vor allem beim Ausatmen, mit Atemgeräuschen und Atemnot sein. Engegefühl im Brustkorb und erhöhte Anfälligkeit für Infekte sind weitere Folgen eines gestörten Po.

Lungen-typische Beschwerden

Lungen-Frauen leiden häufig unter Problemen der Atemwege wie Asthma bronchiale, Reizhusten oder chronischer Bronchitis. Allergien, vor allem Heuschnupfen, sind ebenfalls weit verbreitete Beschwerden bei diesen Frauen. Da auch die Haut ein wichtiges Atmungsorgan ist, tritt gerne Neurodermitis auf. Allgemeine Brustbeschwerden sowie Erschöpfung sind ebenfalls häufig.

Der Herztyp

Das Herz ist wie kein anderes Organ mit dem Leben selbst verbunden. Es pumpt das Blut durch den Körper und treibt alle anderen Organe an. Nach der Traditionellen Chinesischen Medizin ist es zudem der Sitz des Geistes (Shen).

Das Herz als Sitz des Geistes Shen

Unser Herz beherbergt den Geist bzw. das Bewusstsein (Shen). Nach der Traditionellen Chinesischen Medizin erfüllt das Herz im Organsystem die Funktion, die der Kaiser in einem Staatssystem innehat. So ist der Kaiser neben Repräsentationsaufgaben für die Koordination im Inneren (Palast) und im Äußeren (Staat) zuständig. Analog dazu befähigt Shen den Geist dazu, mit sich selbst (innen) und anderen (außen) angemessen zu kommunizieren. Shen schwebt über allem und lodert hell auf – deshalb ist Shen auch wie das Herz dem Element Feuer zugeordnet.

So stärken Sie Ihren Geist Shen

Die Aufgabe des Geistes ist Erkenntnis und Erleuchtung. Er teilt sich uns über die Dichtung mit. Gestärkt wird Shen durch intellektuelle Herausforderungen, Lob, Liebe oder Meditation.

Herz-Frauen sind herzlich

Dass eine Frau ein Herztyp ist, merkt man an ihrer Persönlichkeit: Herz-Frauen sind herzlich und haben ein offenes Herz für alle. Sie sind freundlich, kontaktfreudig und hilfsbereit und haben meist viel zu erzählen. Die dem Herz zugeordnete Emotion ist die Freude, und auch das spiegelt sich im Charakter der Herz-Frauen wider, denn diese Frauen sind meist gut gelaunt und lachen gerne. Man kann ihnen gut das Herz ausschütten, allerdings können sie oft nicht lange zuhören.

Ähnlich wie die Lebertypen haben sie viele Ideen, doch im Gegensatz zu den Leber-Frauen tun sich die Herz-Frauen schwer mit der Umsetzung, denn sie sind nicht sehr entscheidungsfreudig. Herz-Frauen kommunizieren respektvoll mit sich selbst und anderen. Mit Achtsamkeit beobachten sie genau, was der andere mit Worten oder seiner Körpersprache sagt, und reagieren angemessen darauf. Daher wählen sie oft Berufe, in denen sie ihre kommunikativen Fähigkeiten einsetzen und ihren Mitteilungsdrang ausleben können.

Das typische Bild einer Herz-Frau ist die rundliche, rotwangige Gastwirtin, die gerne mit ihren Gästen plaudert, oder die typische italienische Mama, die ihre Lieben um sich schart und sie mit einem Redeschwall überschüttet. Herz-Frauen sind meist zufrieden und ausgeglichen und haben viel Lebensfreude. Zudem sind sie gut darin, verschiedene Meinungen zu integrieren und Menschen mit unterschiedlichen politischen oder religiösen Standpunkten zu begeistern. Insgesamt strahlen sie eine überzeugende Gesamtpersönlichkeit aus.

Eine Eigenschaft, die Shen mit sich bringt, ist Angemessenheit. In ihrer Kommunikation berücksichtigen Herz-Frauen die unterschiedlichsten Aspekte. So kommunizieren und handeln sie angemessen und tun das rechte Ding zu rechten Zeit am rechten Ort.

Negative Folgen bei Störungen von Shen

Störungen von Shen können unter anderem von hektischer Nervosität verursacht oder verstärkt werden. Verwirrtheit und Konzentrationsstörungen sind häufige Begleiterscheinungen. Oft leiden Herz-Frauen auch unter Angst in sozialen Situationen, zum Beispiel in größeren Menschenmengen oder bei Prüfungen. Dies kann sich in Stottern oder Redehemmungen zeigen. Zudem kann bei Störungen von Shen die für die Herz-Frauen eigentlich so typische Lebensfreude fehlen. Oder die Frauen leiden unter emotionalen Schwankungen, sind mal himmelhoch jauchzend, mal zu Tode betrübt.

Herz-typische Beschwerden

Da das Herz mit dem Element Feuer zusammenhängt, treten bei Herz-Frauen oft typische Hitzeerscheinungen auf: Hitzewallungen, ein rotes Gesicht oder Nachtschweiß. Auch ein hoher Blutdruck oder ein Schlaganfall können mit dieser Hitze zusammenhängen.

Ist der Funktionskreis Herz gestört, so kann sich eine ganze Reihe von Symptomen einstellen. Dazu gehören Herzstolpern (Palpitation), Herzstiche, funktionelle Herzrhythmusstörungen (Arrhythmie) oder ein Gefühl der Enge im Brustkorb. Weitere häufige Beschwerden sind Schlafstörungen oder Glossitis (Erkrankungen oder Veränderungen der Zunge). Da Shen eng mit der Kommunikation zusammenhängt, bewirkt es auch eine Kommunikation des Herzens mit den anderen Funktionskreisen des Körpers. So können sich Störungen im Funktionskreis Herz auf die anderen Funktionskreise Leber, Niere, Milz und Lunge auswirken.

Der Milztyp

Die Milz steht in engem Zusammenhang mit dem Magen und anderen Verdauungsorganen. Zudem ist sie in der Traditionellen Chinesischen Medizin der Sitz von Yi, der gedanklichen Verarbeitungsfähigkeit.

In der Milz wohnt die Gedankenseele Yi

Die Milz beherbergt den geistig-seelischen Aspekt Yi. Yi gibt uns unsere intellektuellen Fähigkeiten und ermöglicht es uns, zu lernen und zu verstehen sowie logisch zu denken. Daher ist Yi wichtig, wenn wir Wissen – vor allem Schul- oder Hochschulwissen – erwerben wollen, denn Yi grübelt und fragt nach. Zudem ermöglicht Yi uns, Veränderungen wahrzunehmen und so zu neuen Handlungsmöglichkeiten zu finden. Da Yi sehr harmoniebestrebt ist, will die Gedankenseele stets für alle das Beste. Yi bleibt inmitten der Dinge und ist dem Element Erde zugeordnet. Aufgabe der Gedankenseele ist das Mitgefühl, außerdem verleiht sie Dingen eine Bedeutung.

So stärken Sie die Gedankenseele Yi
Sie teilt sich uns über Gespräche, Belehrung oder Redensarten mit. Gestärkt wird Yi über Ruhe, Harmonie und die Familie, aber auch durch gutes Essen oder Gartenarbeit.

Milz-Frauen sind geistig rege und verlässlich

Milz-Frauen besitzen eine ausgeprägte intellektuelle Leistungsfähigkeit, gekoppelt mit der Fähigkeit, sich schnell an neue Situationen anzupassen. Trotzdem schätzen sie Beständigkeit und Kontinuität und mögen ein gesichertes Umfeld. Meist sind sie beruflich erfolgreich und bevorzugen Tätigkeiten, in denen detailliertes Fachwissen gefragt ist, zum Beispiel als Lehrerin, Professorin oder Wissenschaftlerin. Auf Milz-Frauen kann man sich verlassen. Sie erledigen Dinge, weil sie es versprochen haben – auch wenn sie vielleicht gar keine Lust dazu haben. Diese Zuverlässigkeit macht sie zu treuen und loyalen Mitarbeiterinnen und Freundinnen. Ihre intellektuellen Fähigkeiten setzen Milz-Frauen auch ein, wenn es um Entscheidungen geht. Da sie Angst vor falschen Entscheidungen haben, wägen sie alle Pro- und Contra-Punkte gründlich ab. Trotz aller dieser Eigenschaften sitzen Milz-Frauen aber nicht in einem intellektuellen Elfenbeinturm, sondern sind gesellige Menschen, die gutes Essen schätzen und oft gute Köchinnen sind. Als Mütter sind Milz-Frauen besorgt und fürsorglich, müssen aber aufpassen, dass sie nicht zur Glucke werden.

Yi verhilft den Milz-Frauen zur Verlässlichkeit und Ernsthaftigkeit. Sie sind zuverlässig und besonnen, Spontaneität ist ihnen eher fremd.

Negative Folgen bei Störungen von Yi

Ist Yi gestört, können die intellektuellen Fähigkeiten der Milz-Frauen leicht ins Negative umschlagen. Anstatt große geistige Leistungen zu vollbringen, tendieren sie dann zum zwanghaften Nachdenken. Sie grübeln und machen sich übermäßige Sorgen. Dies kann zu Konzentrationsstörungen und Lernblockaden führen. Sie sind nun nicht mehr in der Lage, Veränderungen zu erkennen und angemessen darauf zu reagieren. Dann werden sie eifersüchtig gegenüber ihrem Partner oder, falls sie Kinder haben, zu regelrechten Glucken. Auch Hypochonder können unter den Milz-Frauen zu finden sein.

Milz-typische Beschwerden

Grübeln und übermäßige Sorge können Funktionsstörungen der Milz verursachen oder verstärken. Milz-Frauen können Probleme meist nicht einfach hinunterschlucken und verdauen – stattdessen schlagen ihnen unangenehme Situationen schnell auf den Magen. In der Traditionellen Chinesischen Medizin steht die Milz als Symbol für den gesamten Verdauungstrakt, denn sie hängt eng mit dem Magen und anderen Verdauungsorganen zusammen. So betreffen die typischen Beschwerden der Milz-Frauen auch überwiegend den Verdauungstrakt. Unter anderem können Verdauungsstörungen, Verstopfung und Durchfall oder weicher Stuhl die Folge von Funktionsstörungen der Milz sein. Appetitstörungen, Blähungen, ein Völlegefühl und Übelkeit sind ebenfalls häufig. Zudem kann es zu einem Magengeschwür (Ulcus ventriculi), einem Zwölffingerdarmgeschwür (Ulcus duodeni) oder einer chronischen Gastritis kommen. Auch Fettleibigkeit (Adipositas) kann bei Milz-Frauen auftreten. Weitere typische Beschwerden dieser Frauen sind frontale Kopfschmerzen, Bindegewebsschwäche und Erschöpfung.

Der Nierentyp

In der Traditionellen Chinesischen Medizin bilden die Nieren die Basis des gesamten Yin und Yang im Körper. Sie sind die Wurzel des Lebens; alles Leben entsteht aus den Nieren. Zudem ist in den Nieren die sogenannte Erbenergie – die Energie, die wir von unseren Eltern mitbekommen – gespeichert. Die Kräftigung der Nieren spielt daher eine wichtige Rolle in der Traditionellen Chinesischen Medizin, denn die Nieren können gar nicht stark genug sein.

Die Nieren als Sitz des Willens Zhi

Die Nieren beherbergen den geistig-seelischen Aspekt Zhi – den Willen, den wir brauchen, um Ziele zu erreichen. Zhi besteht aus Yang Zhi (Willenskraft) und Yin Zhi (Kraft des Akzeptierens). Yang Zhi ist dafür verantwortlich, dass wir die Dinge, die wir uns vorgenommen haben und die auch machbar sind, kraftvoll und entschlossen angehen und so unsere Ziele erreichen können. Die Willenskraft treibt uns vorwärts und macht uns stark genug, um Dinge auch zu Ende zu bringen. Damit Yang Zhi seine Kraft voll entfalten kann, ist allerdings ein Vertrauen in unsere eigenen Potenziale nötig: die sogenannte Erbenergie, die in den Nieren gespeichert ist. Yin Zhi auf der anderen Seite befähigt uns, die Veränderungen, die das Leben nun einmal mit sich bringt, zu akzeptieren. Durch Yin Zhi gewinnen wir Einsicht in Prozesse, die wir nicht steuern können. Indem wir diese Prozesse und Veränderungen akzeptieren, finden wir Kraft in der Ruhe, Sicherheit, Stabilität und Urvertrauen. Auch für die Kraft des Yin Zhi ist Vertrauen in die Erbenergie eine wichtige Voraussetzung.

Wie Sie den Willen Zhi stärken

Da Zhi in der Tiefe wurzelt und sich wellenförmig bewegt, ist der Wille dem Element Wasser zugeordnet. Seine Aufgabe ist der innere Antrieb, auch der Sexualtrieb. Gestärkt wird der Wille durch Gewässer, Dunkelheit, magische Rituale oder Sex.

Frauen mit großer Willenskraft

Nieren-Frauen strahlen viel Stabilität und Sicherheit aus und geben anderen Menschen Rückhalt. Ihre Antriebskraft hilft ihnen, Dinge, die sie begonnen haben, auch konsequent zu Ende zu bringen. Gleichzeitig erkennen sie aber auch, wann eine Gelegenheit vorbei ist und wann sie nichts mehr tun können. Dann ermöglicht Yin Zhi es ihnen, dies zu akzeptieren. Nieren-Frauen sind sehr willensstark und können komplexe Gegebenheiten und Strukturen gut durchschauen und entsprechend darauf reagieren – sie sind also sehr anpassungsfähig. Meist sind sie treue Freundinnen und Partnerinnen und verlässliche Mitarbeiterinnen. Aufgrund ihrer Beständigkeit steigen sie häufig in höhere Positionen auf. Zu echten Führungspersönlichkeiten fehlt ihnen jedoch die Entscheidungsfreude.

Nieren-Frauen haben viel Einsicht in die Entwicklungsprozesse des Lebens und können Veränderungen gut akzeptieren. Dadurch gelangen sie zur Weisheit.

Negative Folgen bei Störungen von Zhi

Ist Zhi gestört, so kann dies eine ganze Reihe von psychosomatischen Funktionsstörungen hervorrufen. Häufig werden diese Frauen dann scheu und ängstlich und ziehen sich aus dem Leben zurück. Während ihnen Yin Zhi normalerweise hilft zu erkennen, wann sie eine Sache aufgeben müssen, sind sie nun nicht mehr in der Lage, diesen Schritt zu tun. Stattdessen beißen sie sich an einer Sache fest und versuchen zwanghaft, etwas zu erreichen, das nicht mehr machbar ist.

Bei Störungen von Yang Zhi zeigen Nieren-Frauen Antriebsarmut und Leistungsschwäche. Sie werden schnell müde und schaffen es nicht mehr, Dinge auch zu Ende zu bringen. Frauen, bei denen Yin Zhi gestört ist, werden dagegen oft hektisch und sind voll innerer Unruhe. Nicht selten kommt es zu einer nervösen Erschöpfung. Sie sind misstrauisch gegenüber anderen und handeln zwanghaft bis hin zum Starrsinn.

Nieren-typische Beschwerden

Störungen von Zhi haben vor allem Auswirkungen auf die Muskulatur. So leiden Nieren-Frauen häufig unter Hexenschuss (Lumbago), Rückenbeinschmerz (Lumboischialgie), Knieschmerzen oder wackligen Knien. Zudem kann es zu Funktionsstörungen des Urogenitaltrakts kommen, zum Beispiel zu Harnwegsinfektionen, Reizblase, Inkontinenz, Nierensteinen und Blasen- oder Nierenentzündungen.

Frigidität und Sterilität können bei Nieren-Frauen ebenfalls vorkommen, ebenso Angstzustände. Aufgrund des mangelnden Urvertrauens, das ein gestörtes Zhi mit sich bringt, haben Nieren-Kinder oft Schwierigkeiten mit dem Trockenwerden.

Welcher Typ sind Sie?

Konnten Sie einen oder mehrere Typen herausfinden, mit denen Sie besonders viele Übereinstimmungen haben? Haben Sie Ihre Stärken, aber auch Ihre Problemfelder und Beschwerden wiedergefunden? Und welche Bereiche sind eher weniger entwickelt bei Ihnen, das heißt, mit welchen Typen haben Sie kaum Übereinstimmung? Ein ausgewogenes Verhältnis aller fünf beschriebenen körperlichen und seelischen Anteile wäre natürlich am gesündesten, ist aber eher selten. Der häufigste Mischtyp ist der Leber-Milz-Typ.

Ihr Typ oder Ihre Typen zeigen Ihnen, wo Sie Unterstützung – z. B. durch das entsprechende Tape oder TCM-gerechte Ernährung – brauchen, wenn Sie sich nicht wohlfühlen. Die körperlichen oder seelischen Beschwerden, die Sie haben, können mit Ihrem Typ übereinstimmen, müssen es aber nicht. Eine Lunge-Frau kann natürlich nicht nur Disharmoniesymptome der Lunge entwickeln, sondern auch Störungen aller anderen Funktionskreise, z. B. der Milz und/oder der Leber, haben und benötigt demzufolge auch das entsprechende Tape.

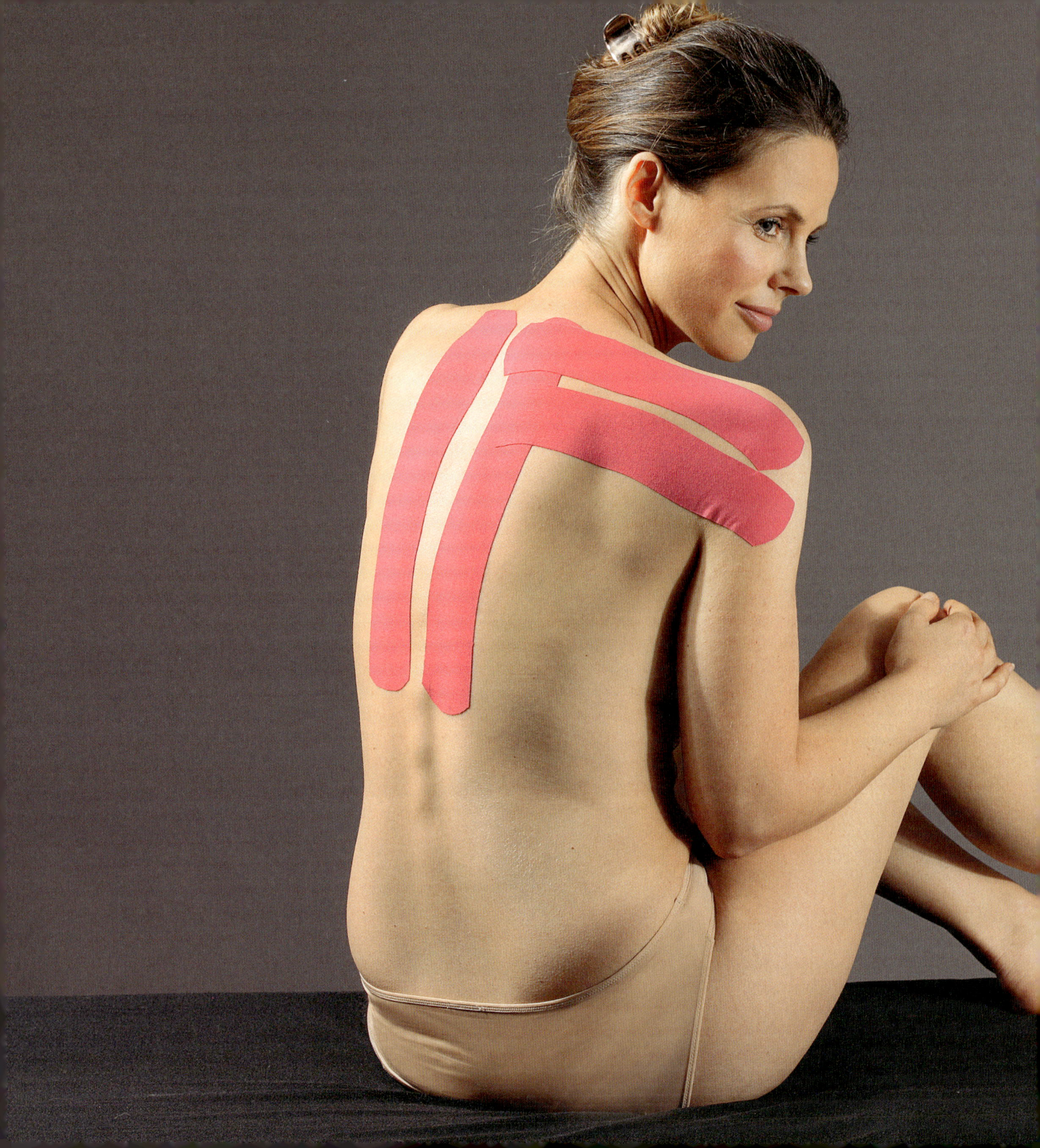

Die Tape-Anlagen – Linderung für Ihre Beschwerden

Mit den Aku-Tapes, die Sie in diesem Buch kennenlernen, haben Sie eine sanfte, aber wirksame Behandlungsmethode an der Hand, mit der Sie zahlreiche Beschwerden, die im Leben einer Frau häufig auftreten, selbst therapieren können.

Leitbahnen-Tapes (TCM-Tapes) und Basis-Tapes

Zu jeder Indikation (Erkrankung oder Beschwerden) gibt es prinzipiell ein Basis-Tape, das lokal am Ort des Geschehens aufgebracht wird, sowie ein TCM-Tape, das auf eine bestimmte Leitbahn geklebt wird, zusätzlich gibt es noch Cross-Tapes für einzelne Akupunkturpunkte.

Welche Tapes Ihnen hier zur Verfügung stehen und wann sie am besten wirken, wird bei jeder Indikation ausführlich beschrieben.

Der praktische Teil ist folgendermaßen aufgebaut:

- Zunächst stellen wir Ihnen die sieben TCM-Tapes vor, die Sie bei den verschiedenen Beschwerden ganzheitlich unterstützen.
- Anschließend folgen hilfreiche Basis-Tapes, die lokal aufgeklebt werden und körperliche Strukturen unterstützen, den Stoffwechsel anregen oder die Muskulatur entspannen etc., aber auch gezielt wichtige Akupunkturpunkte miterfassen.
- Dann folgen die Indikationen – Beschwerden von A–Z –, von denen Frauen oft geplagt werden und die sehr gut auf das Aku-Taping ansprechen.
- Der letzte praktische Teil widmet sich dem Aku-Taping rund um Schwangerschaft und Geburt. Diese sanfte, doch wirksame Hilfe ist gerade in dieser Zeit ein wahrer Segen: Die Schwangere erfährt eine vollkommen nebenwirkungsfreie Linderung, die das Ungeborene in keiner Weise beeinträchtigt.

Leitbahn-Tapes (TCM-Tapes)

Die wichtigsten Leitbahn-Tapes für dieses Buch sind die Tapes für die fünf Yin-Organe: Milz, Leber, Herz, Lunge und Nieren sowie für das Yang-Organ Magen. Das Milz- und das Leber-Tape werden am häufigsten verwendet, weil hier sehr oft Störungen vorliegen. Es ist wichtig, sich noch einmal in Erinnerung zu rufen, dass eine Leberstörung im Sinne der TCM nicht bedeutet, dass Ihre Leberlaborwerte nicht in Ordnung sind oder eine schulmedizinisch zu diagnostizierende Lebererkrankung vorliegt. In der TCM geht es bei den Begriffen Milz, Leber, Herz, Lunge und Nieren vielmehr um bestimmte Funktionskreise. Der Funktionskreis Leber ist beispielsweise für die Verbreitung von Energie und Blut in alle Regionen des Körpers zuständig. Bei gestörter Lebertätigkeit im Sinne der TCM kann es daher zu Verspannungs- oder Anspannungszuständen kommen, z. B. in der Muskulatur, im Verdauungssystem, in der Gebärmutter oder im

Kopfbereich. Typische Leber-Disharmonie-Symptome sind folgerichtig muskuläre Verspannungen, Verdauungsstörungen, Menstruationsstörungen und Kopfschmerzen. Beschwerden in diesen Bereichen werden, vor allem wenn sie mit Spannung und Schmerz einhergehen, durch die Behandlung der Leber-Leitbahn therapiert. Wir würden hier also das Leber-Tape kleben.

Praktischerweise muss nicht die komplette Leitbahn, die ja häufig über den gesamten Körper verläuft, beklebt werden, sondern es reicht aus, den Anfang bzw. das Ende zu tapen. Die Leitbahn-Tapes werden nur von der Hand bis zum Ellbogen bzw. vom Fuß bis zum Knie mit Tape versorgt. Auf diese Weise sind bereits ausreichend relevante Akupunkturpunkte abgedeckt. Da die Leitbahnen sowohl auf der linken als auch auf der rechten Seite vorhanden sind (jede dieser Leitbahnen gibt es also doppelt), wird auch grundsätzlich auf beiden Seiten Tape aufgeklebt.

Eine Ausnahme stellt hier das Konzeptionsgefäß dar; diese Leitbahn gibt es nur einmal, denn sie verläuft genau auf der Mittellinie des Körpers, und zwar auf der Vorderseite von unten nach oben. Je nach Indikation werden Teilbereiche des Konzeptionsgefäßes mit einem Tape versorgt, das mittig auf dem Bauch oder im Brustbereich aufgetragen wird.

Basis-Tapes

Neben den Leitbahn-Tapes gibt es häufig noch eine weitere Tape-Anlage, die einerseits die anatomischen Strukturen (Muskeln, Sehnen, Gelenke) am Schmerzort beeinflusst und anderseits auf wichtige lokale Akupunkturpunkte einwirkt. Diese Basis-Tapes werden etwas anders geklebt, als Sie dies eventuell von Kinesio-Tapes kennen, die sich nur an der Anatomie orientieren. Bitte achten Sie darauf, die Tapes genauso aufzutragen, wie es in den Fotos gezeigt und im Text beschrieben wird, nur so können die Basis-Tapes die erwünschte Wirkung ausüben. Ein gutes Beispiel für die zweigleisige Wirkung ist das Brustwirbelsäulen-Tape: Dieses behandelt einerseits die Rückenmuskulatur, aber anderseits auch besondere Akupunkturpunkte, die sogenannten Zustimmungspunkte, um die es gleich geht. Das BWS-Tape hilft bei so unterschiedlichen Beschwerden wie depressive Verstimmung und Bindegewebsschwäche.

Zustimmungspunkte (Rücken-Shu-Punkte)

Der Blasen-Meridian ist von besonderer Bedeutung für die TCM und das Aku-Taping. Es ist der längste Meridian, er verläuft am Rücken zweigeteilt und er enthält diverse Punkte fremder Leitbahnen. Er beginnt am inneren Augenwinkel, verläuft nach oben über den Schädel zum Nacken und dann abwärts, parallel zur Wirbelsäule, über die Beinrückseite am Fußaußenrand entlang bis zum kleinen Zeh. Über den gesamten Rücken verläuft der Blasenmeridian zweigeteilt: Die innere Bahn, die direkt neben den Dornfortsätzen der Wirbelsäule liegt, enthält die sogenannten Zustimmungspunkte; der äußere Ast enthält Punkte, die das sympathische Nervengeflecht beeinflussen.

Bei den Zustimmungspunkten (Rücken-Shu-Punkten) handelt es sich um besondere Punkte, die jeweils reflektorisch mit einem Organ bzw. Funktionskreis in Verbindung stehen. Dies wird auch als kutiviszeraler

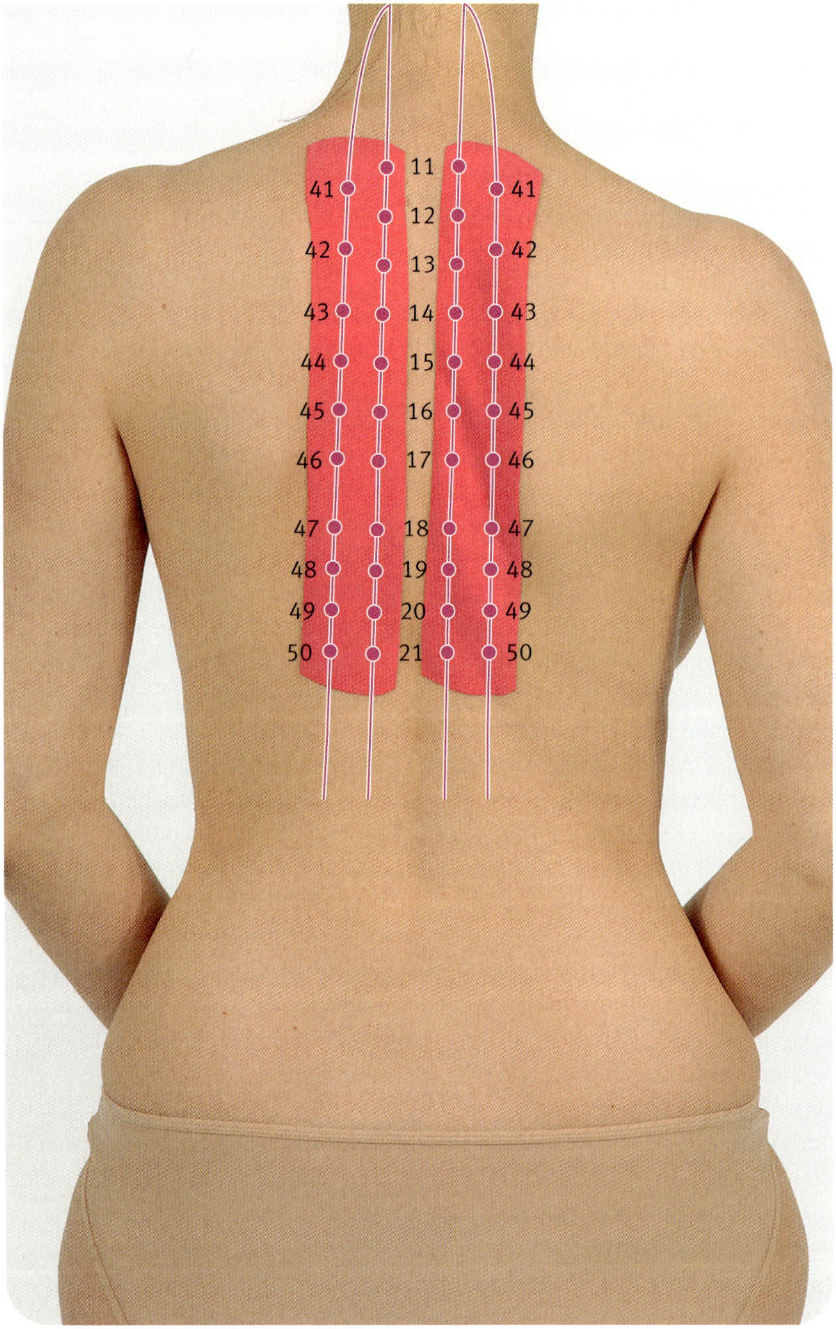

Reflex bezeichnet, weil von einem Hautbereich eine Verbindung zu einem Organ besteht. Diese Zusammenhänge sind auch in der Schulmedizin bekannt. Durch ein Tape, das über diese Zustimmungspunkte geklebt wird, lassen sich daher die zugehörigen internistischen Erkrankungen unterstützend behandeln. Umgekehrt findet der TCM-Therapeut auch bei einer organischen Erkrankung eine Entsprechung am jeweiligen Rücken-Shu-Punkt. Mit dem HWS-, BWS- und LWS-Tape werden die entsprechenden Zustimmungspunkte im Bereich der Brust- und Lendenwirbelsäule behandelt.

Für die Anwendungen in diesem Buch relevant sind:

- Bl 13 (auf Höhe des 3. Brustwirbels) ist der Zustimmungspunkt für den Lungenfunktionskreis (Lu).
- Bl 15 (auf Höhe des 5. Brustwirbels) ist der Zustimmungspunkt für den Herzfunktionskreis (He).
- Bl 18 (auf Höhe des 9. Brustwirbels) ist der Zustimmungspunkt für den Leberfunktionskreis (Le).
- Bl 19 (auf Höhe des 10. Brustwirbels) ist der Zustimmungspunkt für den Gallenblasenfunktionskreis (Gb).

« Das BWS-Tape kann Ihnen bei so vielen Beschwerden helfen, weil es spezielle Punkte am Rücken, die sogenannten Zustimmungspunkte 11 bis 21, mitbehandelt.

- Bl 20 (auf Höhe des 11. Brustwirbels) ist der Zustimmungspunkt für den Milzfunktionskreis (Mi).
- Bl 21 (auf Höhe des 12. Brustwirbels) ist der Zustimmungspunkt für den Magenfunktionskreis (Ma).
- Bl 23 (auf Höhe des 2. Lendenwirbels) ist der Zustimmungspunkt für den Nierenfunktionskreis (Ni).
- Bl 25 (auf Höhe des 4. Lendenwirbels) ist der Zustimmungspunkt für den Dickdarmfunktionskreis (Di).
- Bl 27 (auf Höhe des 1. Kreuzbeinwirbels) ist der Zustimmungspunkt für den Dünndarmfunktionskreis (Dü).
- Bl 28 (auf Höhe des 2. Kreuzbeinwirbels) ist der Zustimmungspunkt für den Blasenfunktionskreis (Bl).

Cross-Tapes und Akupressur für einzelne Akupunkturpunkte

Mit Cross-Tapes können wichtige Akupunkturpunkte gezielt beeinflusst werden; manchmal werden diese zusätzlich zum TCM-Tape geklebt, manchmal alternativ dazu. Da die 12 Hauptmeridiane jeweils auf der linken und rechten Körperhälfte spiegelbildlich vorhanden sind, ist auch jeder dieser Akupunkturpunkte doppelt vorhanden. Die Cross-Tapes werden daher grundsätzlich beidseitig aufgeklebt; bei der Angabe »Di 4« muss also der Dickdarm-Punkt 4 an der linken und der rechten Hand mit einem Cross-Tape beklebt werden. Nur die Akupunkturpunkte entlang des Konzeptionsgefäßes, das genau auf der Mittellinie des Körpers verläuft, gibt es nur einmal, hier wird also nur ein Cross-Tape pro Akupunkturpunkt angebracht.

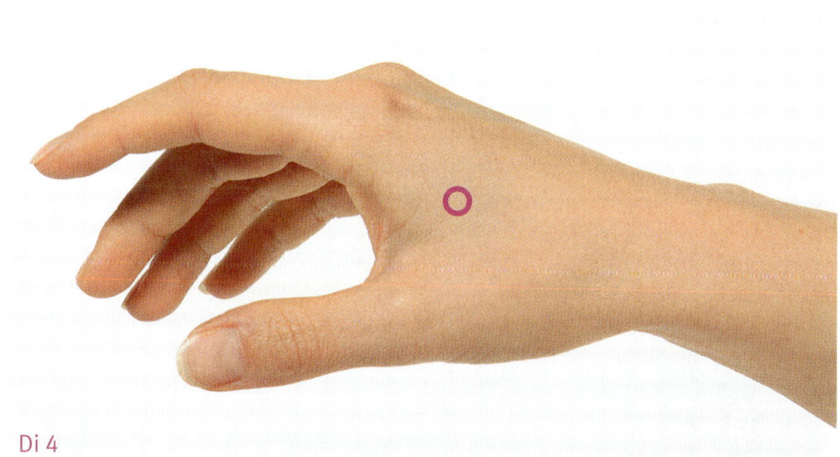

Di 4 lässt sich bei Bedarf jederzeit einfach mit der Fingerspitze der anderen Hand massieren oder drücken.

Akupressur als schnelle Hilfe

Sie können alle Punkte, die mit Cross-Tapes beklebt werden, zusätzlich oder stattdessen mit Akupressur behandeln. Bei Schmerzzuständen beispielsweise bringt die Akupressur von Di 4, im fleischigen Bereich zwischen Daumen und Zeigfinger, rasche Besserung. Bei Erbrechen können Sie Pe 6 massieren, was zu einem sofortigen Nachlassen des Brechreizes führt. Der Punkt liegt an der Innenseite des Armes, mittig, zwei daumenbreit von der Handgelenksfalte entfernt.

Wenn Sie einen Akupunkturpunkt akupressieren wollen, suchen Sie zunächst anhand des Fotos die richtige Stelle und drücken oder massieren Sie diesen Punkt mit der Fingerkuppe ungefähr 10 Sekunden. Spüren Sie dann nach. Bemerken Sie eine Veränderung an dem behandelten Punkt oder in Ihrem Befinden? Vielleicht ist auch längerer Druck notwendig oder auch nur ein kürzeres Halten des Punktes. Probieren Sie es aus und vertrauen dabei Ihrem Körpergefühl. Auf keinen Fall sollten sich die Schmerzen oder Beschwerden verstärken. Wenn es unangenehm ist, bitte sofort aufhören.

Milz-Tape

Wie viel

- Anzahl der Tape-Streifen: 2 (rechte und linke Seite)

Wo

- Von Mi 3 am Beginn des Mittelfußknochens bis Mi 10 mittig oberhalb des Knies (Foto 1).

» Das Milz-Tape kann Ihnen häufig gute Dienste erweisen und gehört zu vielen Tape-Anlagen dazu, denn es stärkt nach TCM-Sicht die Mitte und wirkt energetischen Leere-Zuständen entgegen.

Die Stärkung der Mitte ist ein Grundprinzip in der TCM. Über eine starke Mitte können viele andere Beschwerden mit ausgeglichen werden. Energetische Leere-Zustände zeigen sich durch Erschöpfung, Müdigkeit und Abgeschlagenheit; hier fehlt Qi, die Lebensenergie. Da die Milz das aufsteigende Qi kontrolliert, führt eine Regulierung der Milz-Leitbahn zum Auffüllen der fehlenden Energie. Die beiden Akupunkturpunkte Mi 6 und Ma 36 sind beispielsweise eine häufige Grundkombination, um die Mitte zu stärken und einem Qi-Mangel entgegenzuwirken.

Emotionale Hinweise, die auf eine Störung der Milz deuten können, sind Sorgen, Grübeln und Konzentrationsstörungen. Wenn bei Ihnen noch Müdigkeit und Leistungsschwäche dazukommen, können Sie das Milz-Tape anlegen, um wieder zu Gesundheit und Wohlbefinden zurückzufinden. Aber auch Übelkeit, Verdauungsstörungen (Durchfall, Verstopfung), Beschwerden im Bereich des Unterleibes (insbesondere auch gynäkologische Erkrankungen) und des unteren Rücken können mit dem Milz-Tape behandelt werden.

So geht's

Verlauf des Meridians: Der Milzmeridian beginnt an der inneren Nagelwurzel des großen Zehs, verläuft aufwärts über die Beininnenseite (Foto 1). Er verläuft weiter bis unter die Achselhöhle. Hier wird nur der für das Tapen relevante Verlauf entlang des Beines gezeigt.

Vordehnung: Legen Sie sich hin, strecken das Knie und lassen das Bein leicht nach außen fallen (Foto 2). Im Bereich der inneren Fußwurzel muss das Tape vorgedehnt werden.

Anlegen des Tapes: Sie beginnen bei Mi 3, am fühlbaren Mittelfußknochen, an der Innenseite des Fußes entlang, in einer Kurve außen um den Innenknöchel herum, entlang der Unterschenkel- und Knieinnenseite bis Mi 10 mittig oberhalb des Knies (Foto 3).

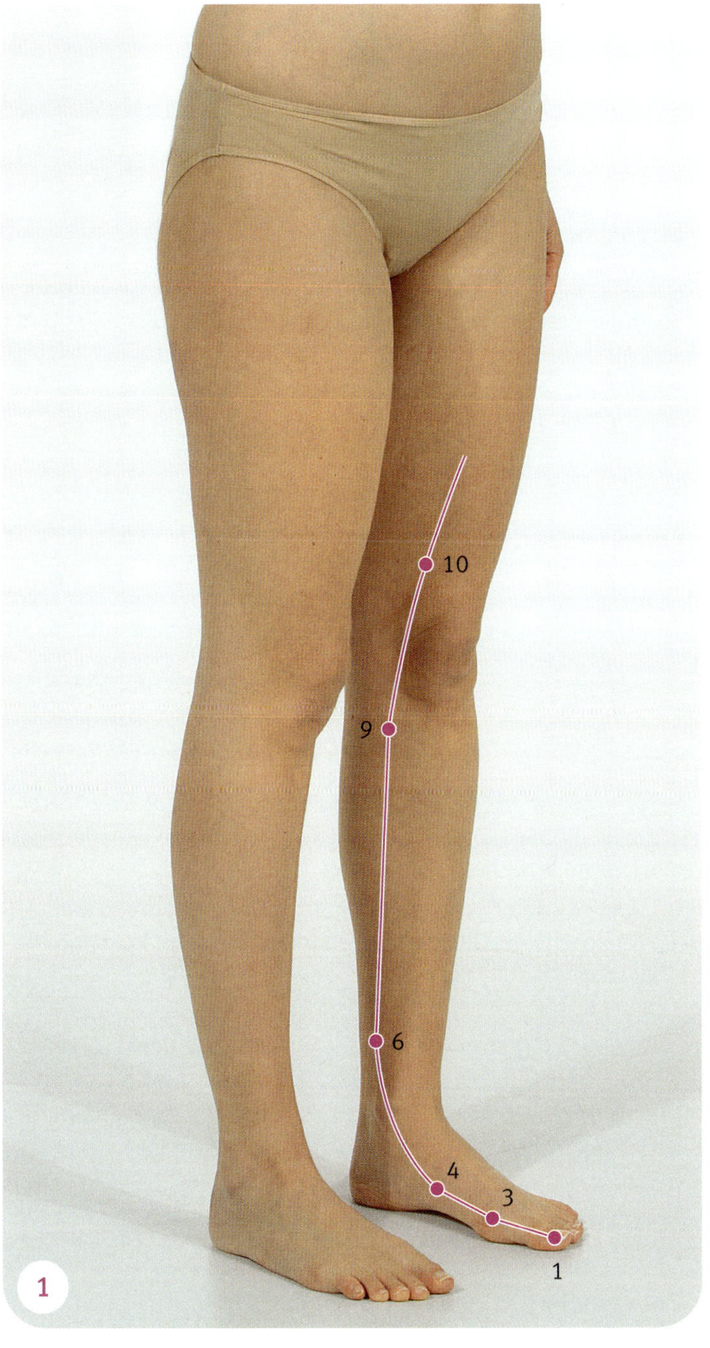

1

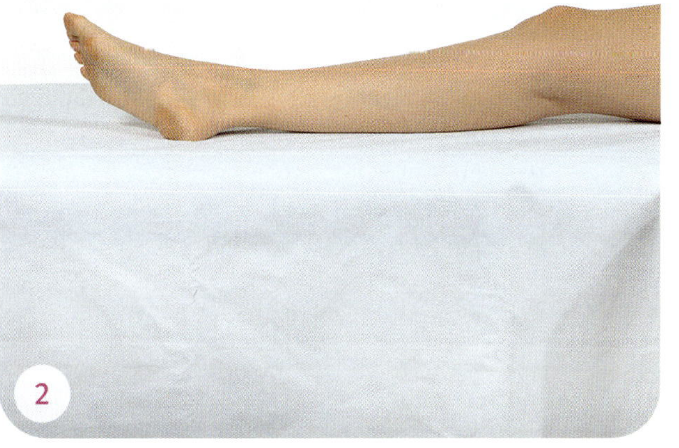

2

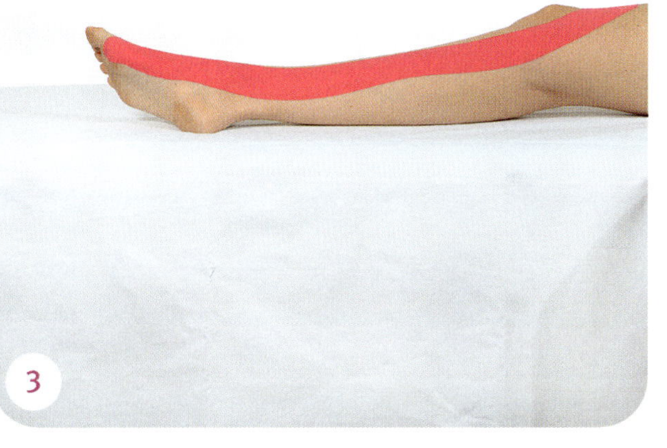

3

Leber-Tape

Wie viel

- Anzahl der Tape-Streifen: 2 (rechte und linke Seite)

Wo

- Das Leber-Tape wird von Le 2 (Schwimmhaut zwischen Großzeh und zweitem Zeh) über den Fußrücken, an der Beininnenseite hoch bis zur Innenseite des Knies (Le 8) geklebt (Foto 1).

» Über den Leber-Meridian lassen sich Spannungen regulieren. Das ist neben der Stärkung der Mitte über die Milz-Leitbahn ein weiteres wichtiges Prinzip in der Traditionellen Chinesischen Medizin.

Eine Disharmonie des Leber-Funktionskreises kann sich durch verschiedene Schmerz- und Spannungszustände zeigen wie Kopfschmerzen, Unterleibsbeschwerden, insbesondere gynäkologische Funktionsstörungen (Regelbeschwerden, Wechseljahresbeschwerden, Menstruationsstörungen), Verdauungsstörungen oder muskuläre Verspannungen.

Die der Leberstörung zugeordneten Emotionen sind Zorn, Wut, Aggressionen und Depressionen (nach innen gerichtete Wut und Aggression); solche körperlichen und seelischen Spannungszustände bedürfen gemäß TCM einer Regulierung der Leber. Mit dem Leber-Tape können Sie sich bei diesen Zuständen selbst helfen. Auch wenn Sie festgestellt haben, dass Sie ein Lebertyp sind, hilft Ihnen dieses Tape bei Unwohlsein.

So geht's

Verlauf des Meridians: Genau wie der Milz-Meridian ist auch der Leber-Meridian eine Yin-Leitbahn, die vom Fuß aufsteigend an der Vorderseite des Körpers verläuft. Der erste Akupunkturpunkt dieser Leitbahn (Le 1) befindet sich an der äußeren Nagelwurzel des großen Zehs. Von hier verläuft der Meridian über den Fußrücken, an der Innenseite des Beines hoch, über den Bauch bis kurz unter die Brustwarze (Le 14). (Foto 1)

Vordehnung: Legen Sie sich hin, strecken das Knie und strecken den Fuß (Foto 2).

Anlegen des Tapes: Sie beginnen bei Le 2, kleben die Mitte des Tape-Anfang also genau zwischen die Knöchelchen des Großzehs und des zweiten Zehs, dann gerade über den Fußrücken, mit leichter Tendenz nach innen, sodass Sie das Tape gerade an der Innenseite des Beins weiter nach oben führen können. Es endet an der Innenseite des Knies am oberen Rand (Foto 3).

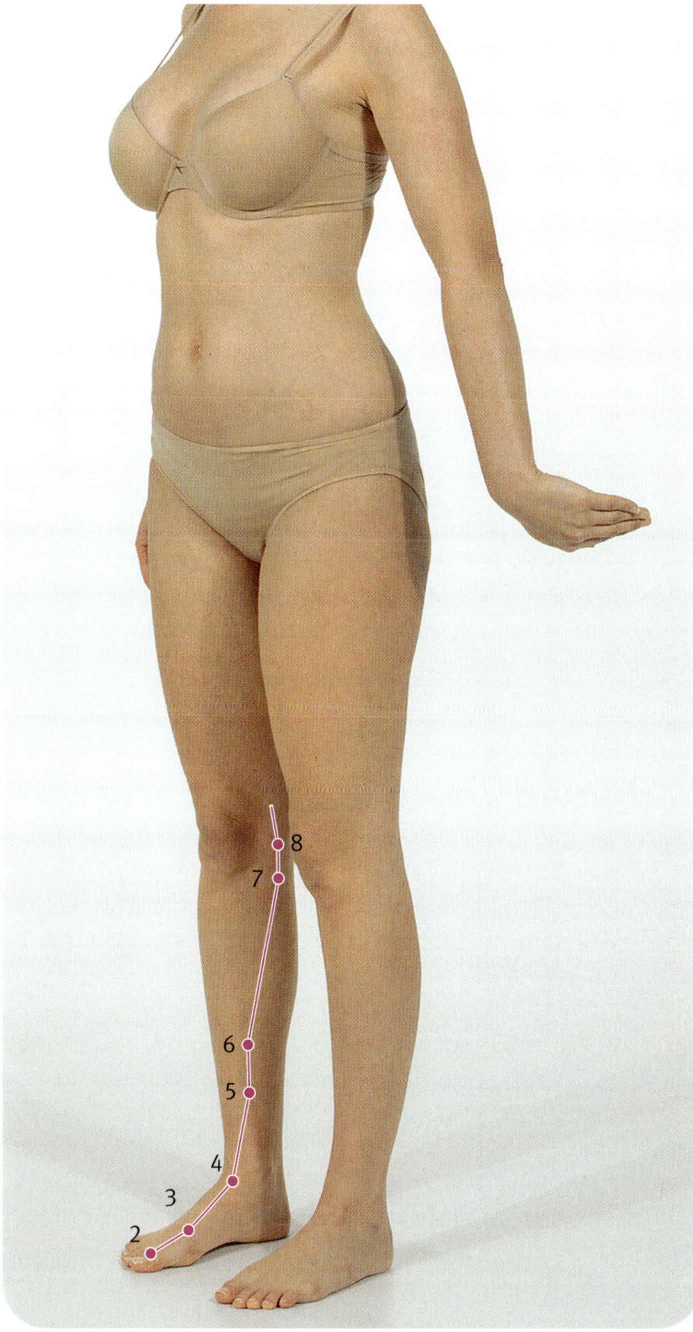
8
7
6
5
4
3
2

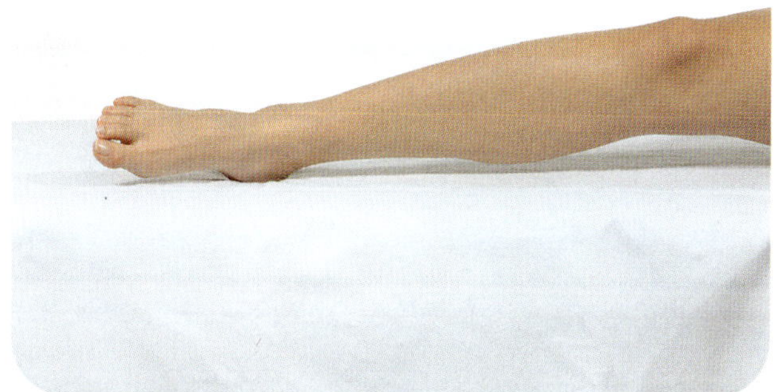

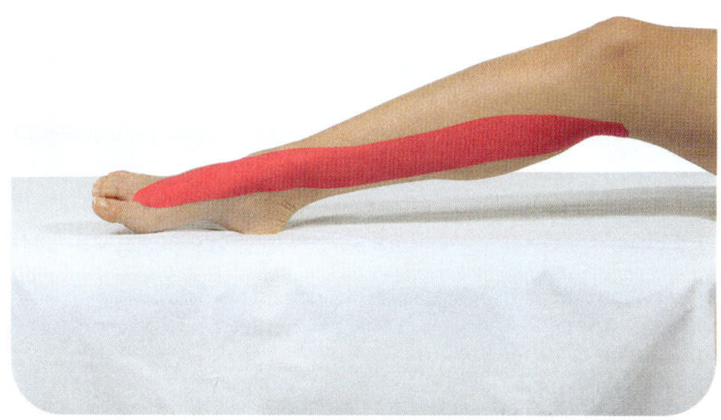

Nieren-Tape

Wie viel

- Anzahl der Tape-Streifen: 2 (rechte und linke Seite)

Wo

- Von Ni 1 in der Mitte der Fußsohle bis Ni 10 innen in der Kniekehle (Foto 1).

» Der Nieren-Meridian beginnt unter der Fußsohle und stellt aus energetischer Sichtweise die Verwurzelung des Menschen mit der Erde dar. Über einen harmonischen Fluss in der Nieren-Leitbahn beziehen wir Ruhe, Sicherheit, Stabilität und Urvertrauen.

Die Nieren sind gemäß TCM der Sitz der Willenskraft. Bei Störungen in dieser Leitbahn sind die Willensstärke und die Vitalität geschwächt und auch die Konzentrationsfähigkeit und das Kurzzeitgedächtnis können beeinträchtigt sein. Unsere Sexualität wird ebenfalls über die Nieren geregelt, sodass es bei Nierenschwäche zu Unfruchtbarkeit und nachlassendem sexuellem Interesse kommen kann, umgekehrt lässt sich der Nieren-Funktionskreis über eine gelebte Sexualität stärken.

Chronische Rückenschmerzen sowie Knieschmerzen und -schwäche resultieren häufig aus einer Nierendisharmonie. Natürlich lässt sich auch die Nierenfunktion über die Nieren-Leitbahn stärken und Blasenprobleme wie eine Reizblase.

So geht's

Verlauf des Meridians: Die Nieren-Leitbahn beginnt bei Ni 1 unter dem Fuß. Dieser Punkt liegt in der Mitte der Fußsohle zwischen den Gelenkballen von Großzeh und Kleinzehen am Übergang zum Mittelfuß. Von hieraus geht es an der Fußinnenseite hoch in einem Kringel um den Fußinnenknöchel herum, an der Innenseite der Wade bis zum Oberschenkel hoch (Foto 1). Der Meridian endet unterm Schlüsselbein.

Vordehnung: Legen Sie sich hin, strecken das Knie und den Fuß. Lassen Sie das Bein leicht nach außen fallen. Im Bereich des Unterschenkels muss das Tape vorgedehnt werden (Foto 2).

Anlegen des Tapes: Den Beginn des Tapes kleben Sie auf Ni 1 unter der Fußsohle. Mit dem Tape verfolgen Sie an der Fußinnenseite und über den Knöchel die Nieren-Leitbahn. Den Teil, den Sie an der Innenseite der Wade aufkleben, dehnen Sie vor dem Aufkleben vor. Das Tape endet bei Ni 10 an der Innenseite der Kniekehle.

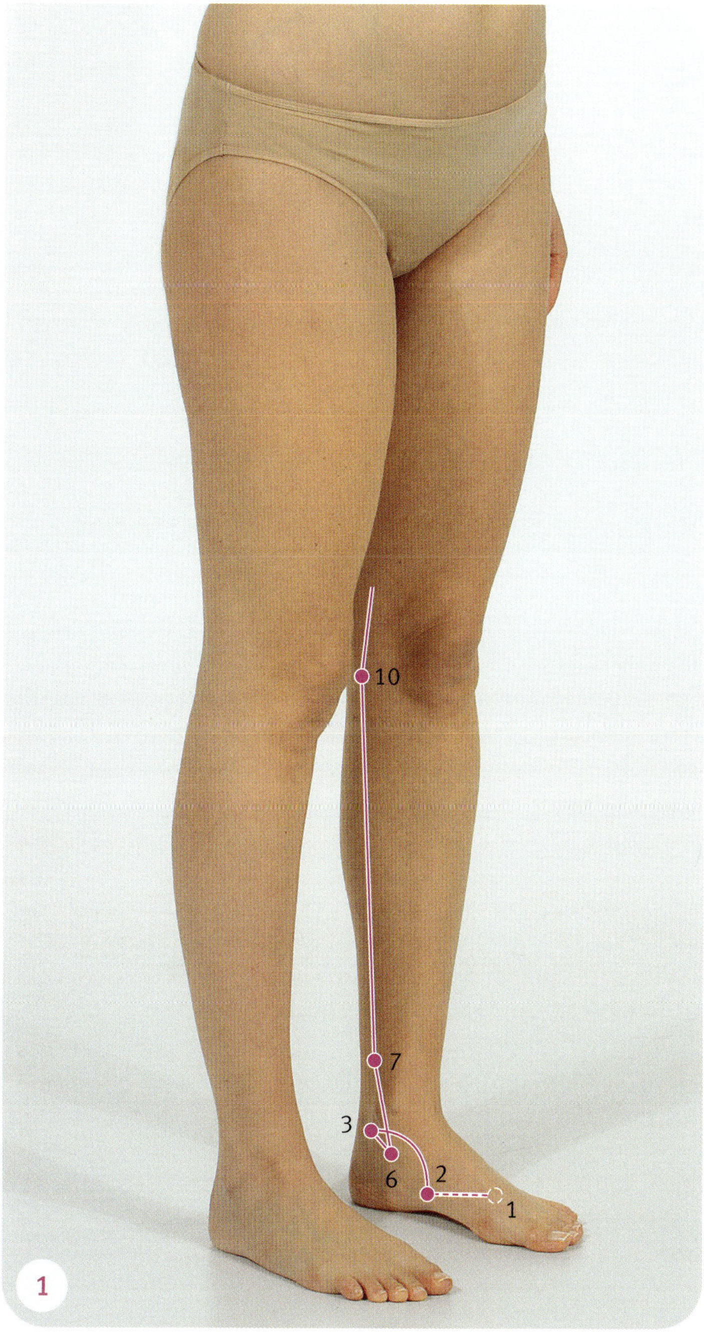

1

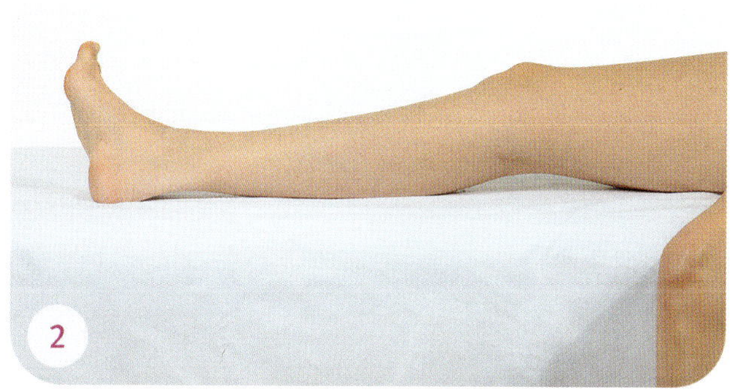

2

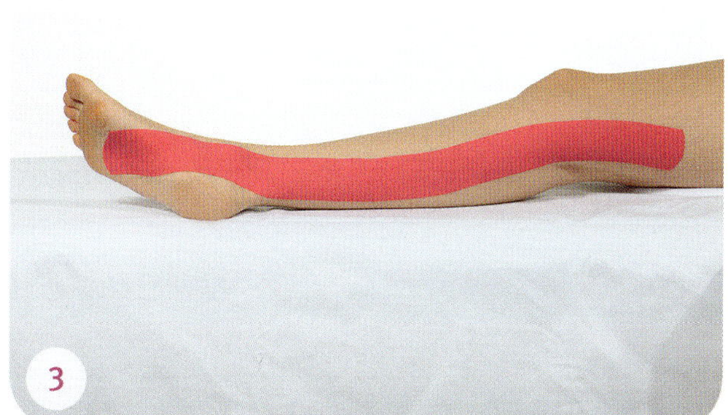

3

Herz-Tape

Wie viel

- Anzahl der Tape-Streifen: 2 (rechte und linke Seite)

Wo

- Von He 3 an der Innenseite der Ellbogenbeuge bis He 8 in der Handfläche (Foto 1).

» Im Herzen wohnt die Liebe. Da sind sich die chinesischen und die westlichen Vorstellungen einig. Mitgefühl, Lebensfreude und liebevoller Austausch sind Herzensqualitäten.

»Uns sprudelt das Herz über vor Freude«, »uns lacht das Herz«, Menschen, die für andere da sind, haben ein »großes Herz«; solche Redewendungen spiegeln diese Zusammenhänge wider. Und auch die Chinesen glauben, dass Lachen und Lebensfreude im Herzen beheimatet sind.

Bei Störungen im Herz-Funktionskreis können Symptome wie Nervosität, Konzentrationsstörungen und Schlafstörungen auftreten, auch funktionelle Herzbeschwerden wie Herzrasen und Herzstolpern sind häufig. Die beeinträchtigte Kommunikationsfähigkeit kann sich durch Stottern oder Redehemmungen zeigen.

Da das Herz mit dem Element Feuer zusammenhängt, treten bei Herz-Frauen oft typische Hitzeerscheinungen auf: Hitzewallungen, ein rotes Gesicht oder Nachtschweiß. Auch ein hoher Blutdruck oder ein Schlaganfall können mit dieser Hitze zusammenhängen. Haben Sie sich in der Beschreibung der Herz-Frauen wiedergefunden oder leiden unter den genannten Beschwerden, könnte Ihnen das Herz-Tape dienlich sein.

So geht's

Verlauf des Meridians: Der Herz-Meridian beginnt in der Achselhöhle an der inneren Armseite und verläuft an der Arminnenseite in gerader Linie über die Handfläche bis zur inneren Nagelwurzel des kleinen Fingers (Foto 1).

Vordehnung: Arm und Hand werden wie im Foto gezeigt gestreckt, um die Fingerflexoren vorzudehnen (Foto 2).

Anlegen des Tapes: Die beiden wichtigsten Punkte, die mit dem Herz-Tape stimuliert werden sollen, sind He 3 am Ellbogen und He 7 am Handgelenk. Kleben Sie von der Handinnenfläche bzw. vom Handgelenk in Richtung innere Ellenbeuge. So können Sie dann bei Bedarf weiter in Richtung Oberarm kleben wenn das Tape »zu lang wird« (Foto 3).

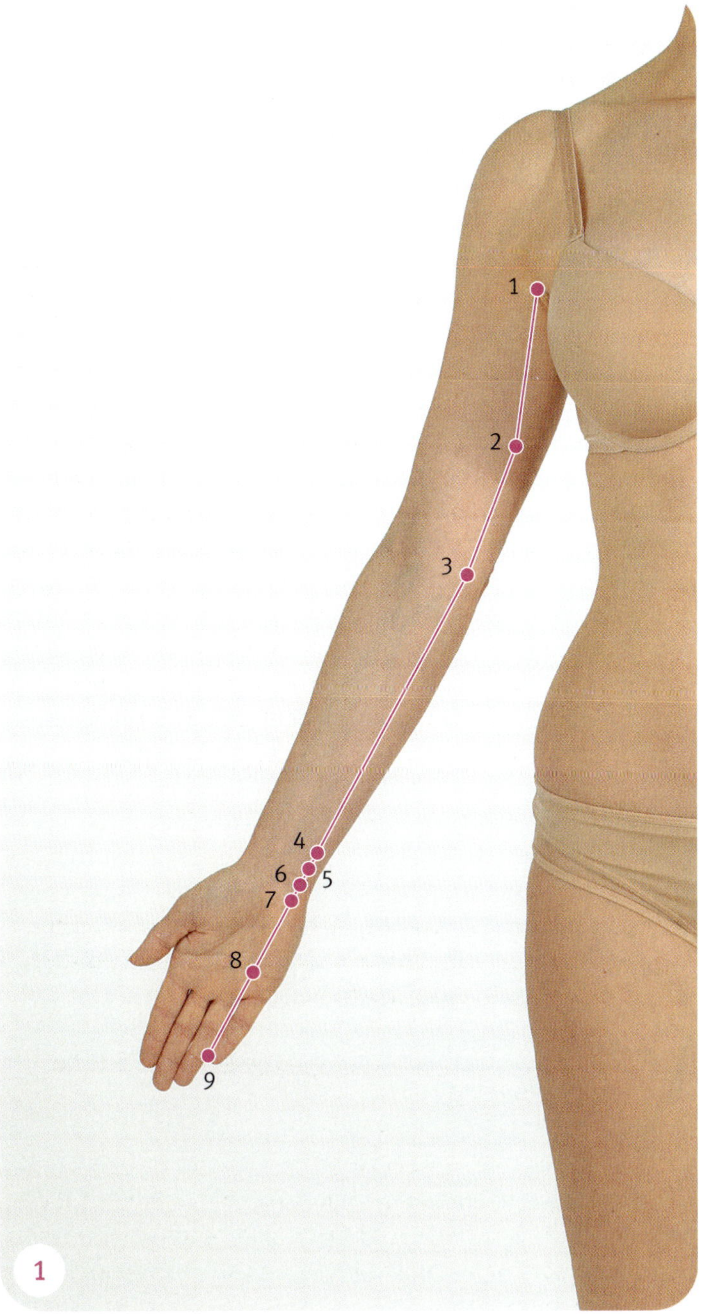

1

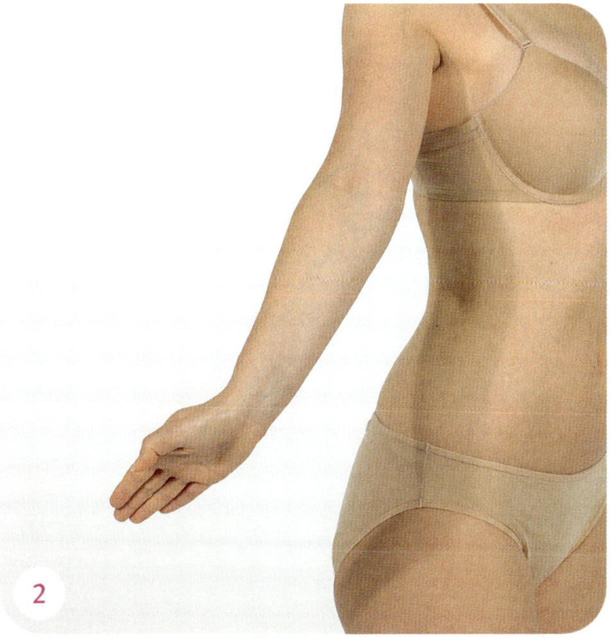

2

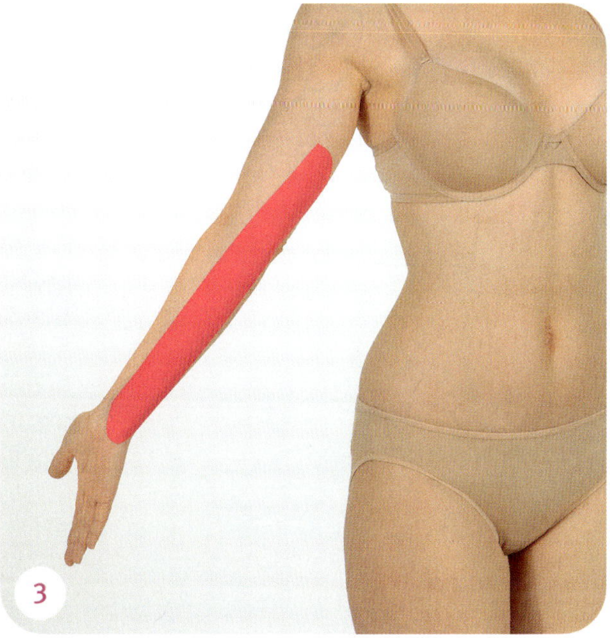

3

Lungen-Tape

Wie viel

- Anzahl der Tape-Streifen: 2 (rechte und linke Seite)

Wo

- Von Lu 5 in der Ellbogenbeuge bis Lu 10 am Daumenballen (Foto 1).

›› Alle Atemwegserkrankungen, wie Erkältungen, Nebenhöhlenentzündungen, Bronchitis und allergische Beschwerden wie Heuschnupfen, sonstige Allergien und Asthma lassen sich über die Lungen-Leitbahn therapieren.

Auch Kurzatmigkeit, Müdigkeit und psychosomatische Erkrankungen, die durch Trauer und Trennung ausgelöst wurden, stehen in Zusammenhang mit dem Lungen-Funktionskreis. In diesen Fällen oder wenn Sie ein Lungen-Typ sind, können Sie das Lungen-Tape unterstützend verwenden. In diesem Buch ist es nur Bestandteil einer Tape-Anlage (Lebensmittelunverträglichkeiten).

So geht's

Verlauf des Meridians: Der Lungen-Meridian beginnt an einem Punkt, der sich etwas unterhalb des äußeren Endes des Schlüsselbeins befindet (Lu 1). Er verläuft geradlinig an der Innenseite des Arms bis zur äußeren Nagelwurzel des Daumens (Lu 11). (Foto 1)

Vordehnung: Durch die gezeigte Hand- und Armhaltung wird die nötige Vordehnung erzielt (Foto 2).

Anlegen des Tapes: Das Lungentape wird von Lu 10 bis Lu 5 über die Ellenbeugefalte geklebt. Auch hier ist es wieder besser, das Tape von peripher nach zentral aufzutragen, da es bei zu viel Stretch problemlos weiter in Richtung Oberarm geklebt werden kann. Legen Sie es andersherum an, besteht die Gefahr, dass Sie das Tape zu weit über den Daumen kleben müssen, wo es schlecht hält (Foto 3).

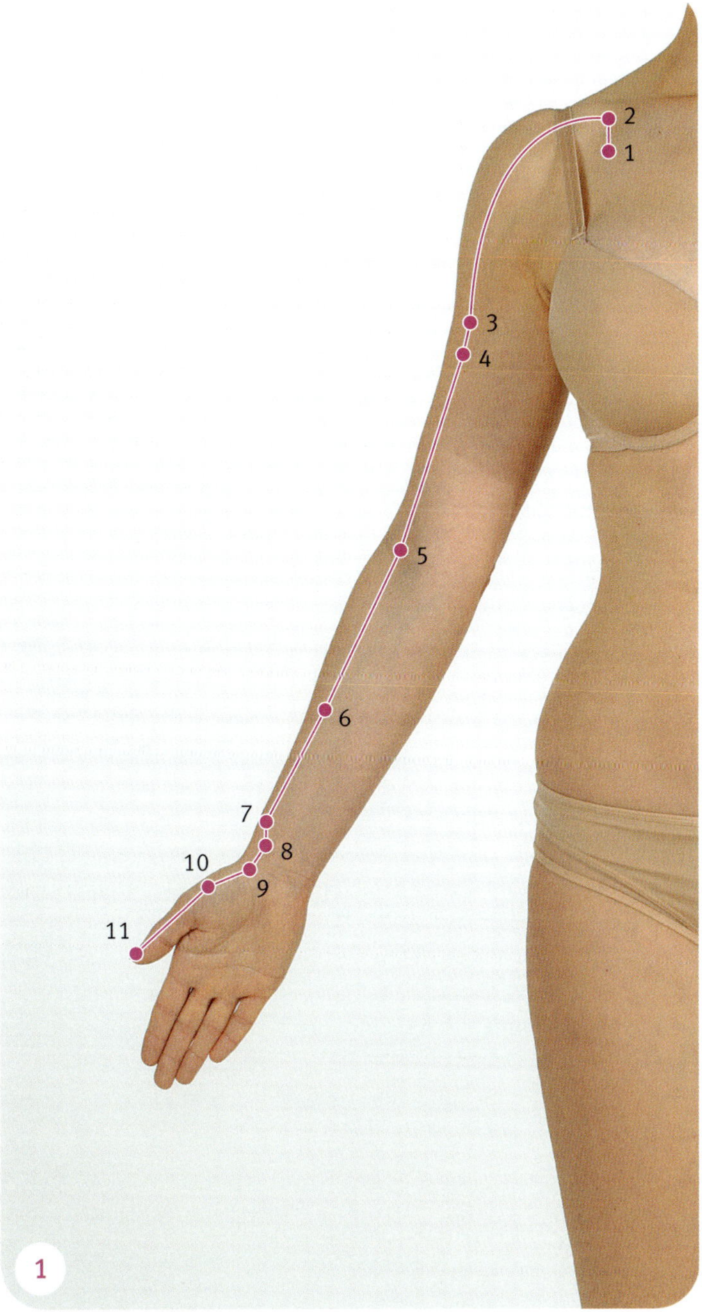

1

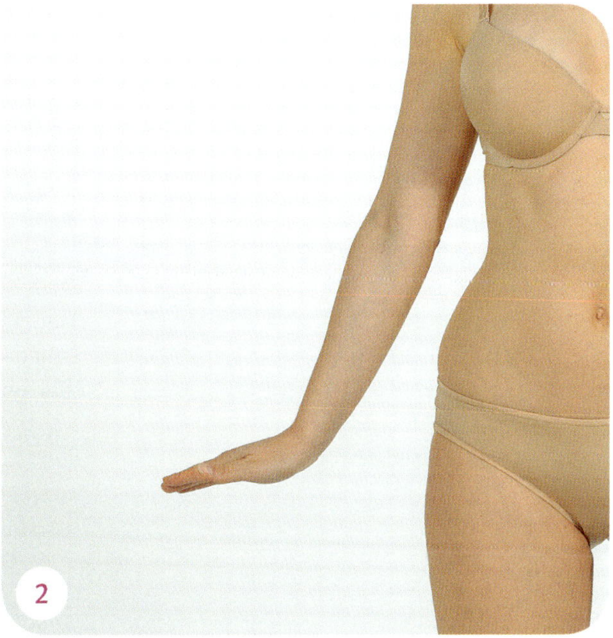

2

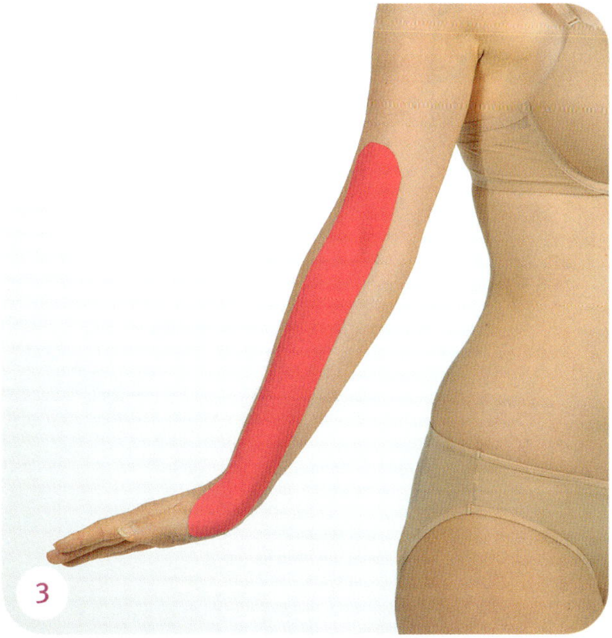

3

Magen-Tape

Wie viel

- Anzahl der Tape-Streifen: 2 (rechte und linke Seite)

Wo

- Von Ma 36 unterhalb des Kniegelenks bis Ma 44 auf dem vorderen Teil des Fußrückens (Foto 1).

» Das Magen-Tape dient der Behandlung von Magen- und Verdauungsbeschwerden, ist aber auch besonders effektiv bei der Behebung von allgemeinen Schwäche- und Müdigkeitszuständen.

Einer der wichtigsten Akupunkturpunkte überhaupt (36. Punkt des Magen-Meridians) liegt auf dieser Leitbahn etwa eine Handbreit unterhalb der Kniescheibe etwas seitlich des Schienbeinknochens – seine Stimulierung wirkt sich sehr weitreichend aus. Ma 36 wird bei Funktionsstörungen des Magen-Darm-Trakts behandelt, was u. a. das Magen- und Milz-Qi kräftigt. Die Stimulierung von Ma 36 wirkt aber auch seelisch stabilisierend; dieser Punkt wird häufig in Kombination mit Mi 6 behandelt, z. B. bei allgemeiner Erschöpfung und bei psychosomatischen Erkrankungen.

So geht's

Verlauf des Meridians: Beginnend in der Mitte des unteren Augenhöhlenrandes durchzieht dieser Meridian Gesicht, Hals, Brust und Bauch und verläuft dann weiter über die Vorderseite der Beine bis zur äußeren Nagelwurzel der zweiten Zehe. Hier wird nur der für das Tapen relevante Verlauf entlang des Beines gezeigt (Foto 1).

Vordehnung: Legen Sie sich hin, mit einer Knierolle unter dem zu tapende Knie. So erreichen Sie eine Beugung im Kniegelenk und gleichzeitig eine Dehnung der Areale, die getaped werden (Foto 2).

Anlegen des Tapes: Das Tape wird an einem Ende schmaler zugeschnitten und mit diesem Teil beginnend vom Zwischenraum der 3. und 4. Zehe über den gestreckten Fußrücken geklebt. Danach kleben Sie das Tape außen seitlich des Schienbeins bis über den äußeren Rand der Kniescheibe (Foto 3).

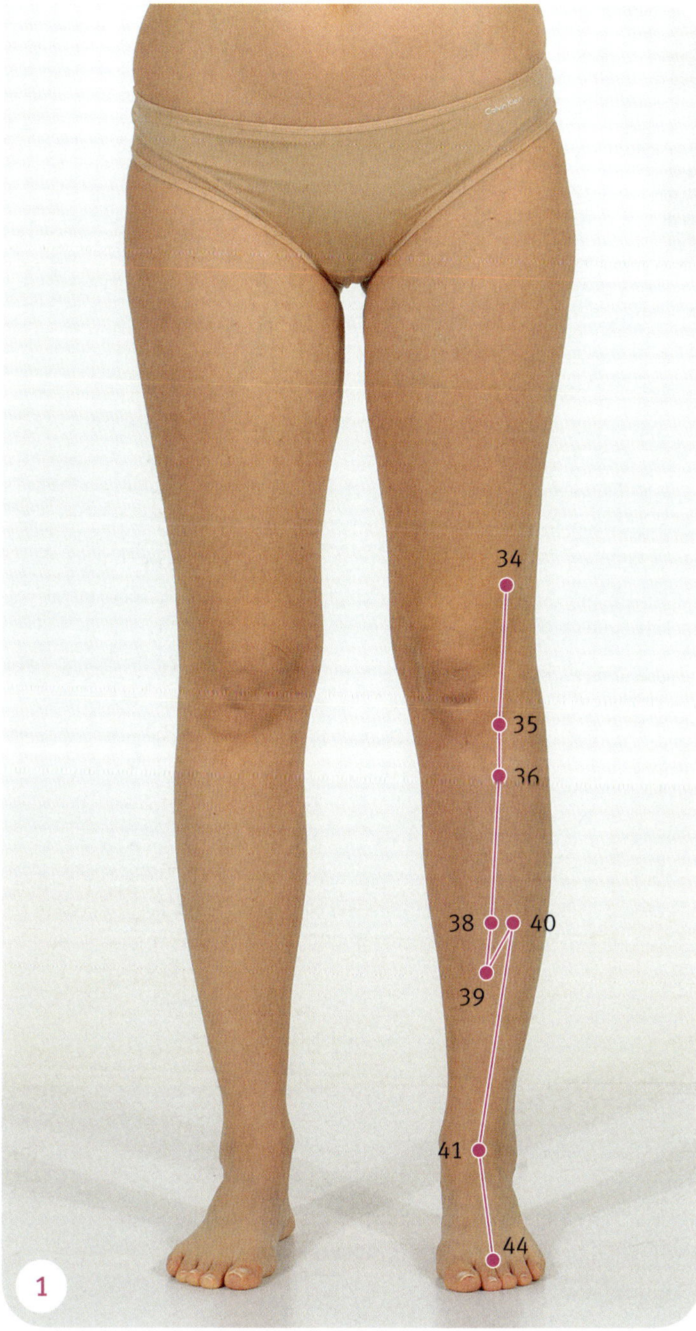

1

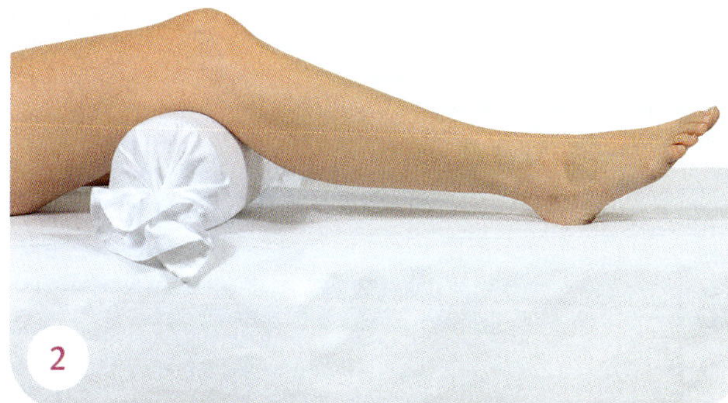

2

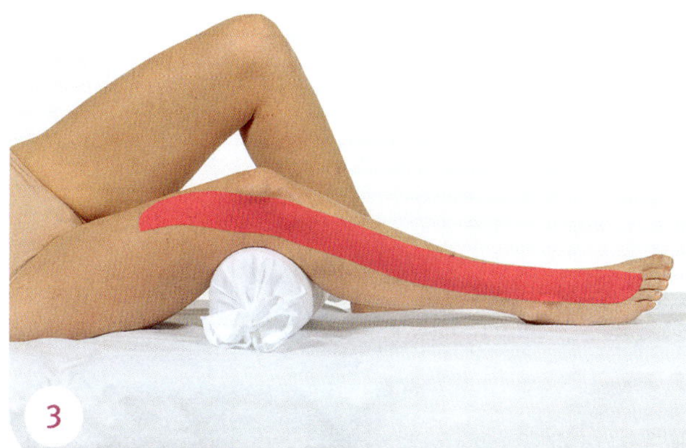

3

Konzeptionsgefäß-Tape

Wie viel

- Anzahl der Tape-Streifen: 2 (um den Bauchnabel auszusparen)

Wo

- Genau in der Mittellinie des Körpers wird zwischen KG 3 und KG 22 getapet (Foto 1).

» Das Konzeptionsgefäß (Ren Mai) verläuft genau auf der Mittellinie der Körpervorderseite. Die Akupunkturpunkte auf diesem Meridian stellen eine Art Reservoir für die Energien der Hauptmeridiane (Milz, Leber etc.) dar.

Bei Bedarf kann so Energie in die Hauptmeridiane zurückfließen. Der Ursprung der außerordentlichen Meridiane, zu denen das Konzeptionsgefäß gehört, liegt in den Nieren. Diese Meridiane transportieren einen Teil der Nierenessenz (Jing-Qi). Über dieses Meridiansystem wird Einfluss genommen auf Prozesse und Strukturen, die unter Kontrolle des Jing stehen. Eine Behandlung der außerordentlichen Meridiane soll z. B. das Jing-Qi wieder zu Strukturen/Bereichen bringen, die aufgrund von Blockaden in den Meridianen unterversorgt waren. Die Anwendung erfolgt häufig bei chronischen Erkrankungen, psychovegetativen Funktionsstörungen und Schmerzen. Eine allzu häufige Behandlung über dieses Konzept kann allerdings zu Erschöpfungssyndromen führen, weil das Jing mobilisiert und verteilt wird.

Für unsere Zwecke hier im Buch werden nur Teilbereiche des Konzeptionsgefäßes auf dem Bauch getapet beispielsweise bei einer Reizblase oder einem Reizmagen, bei schmerzhaften Regelbeschwerden oder Wechseljahresbeschwerden.

So geht's

Verlauf des Meridians: Das Konzeptionsgefäß verläuft auf der Mittelinie der Körpervorderseite von KG 1 auf dem Damm bis KG 24 mittig unterhalb der Lippen (Foto 1).

Vordehnung: Zur Vordehnung legen Sie eine Knierolle unter die Brustwirbelsäule (Foto 2).

Anlegen des Tapes: Das Tape wird auf die Mittellinie des Körpers aufgebracht. Wie hier gezeigt von KG 3 bis KG 22 (Foto 3), wobei der Bauchnabel ausgespart wird. Bei Bauchbeschwerden wird nur von KG 3 (Alarmpunkt der Blase) bis KG 8 und eventuell von KG 8 bis KG 12 (Alarmpunkt des Magens) geklebt.

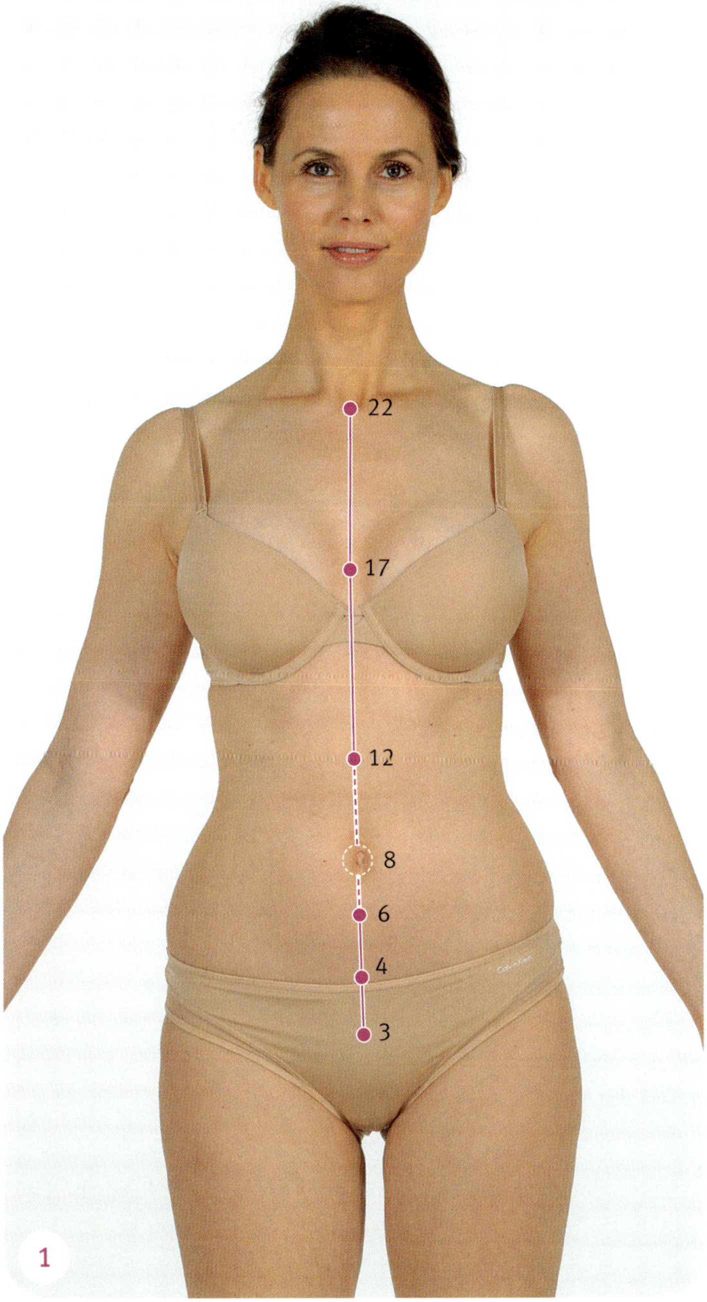
22
17
12
8
6
4
3
1

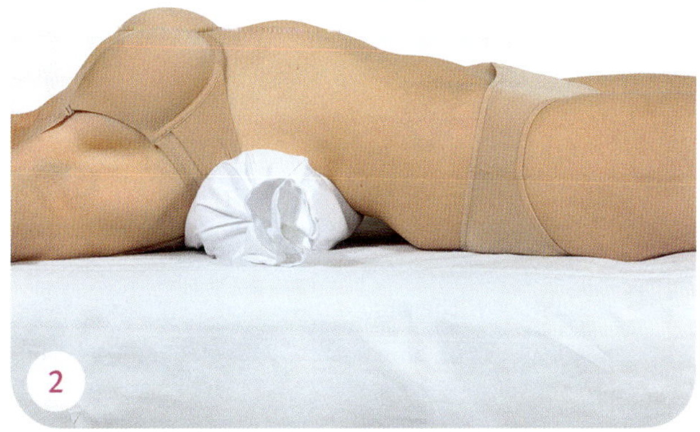
2

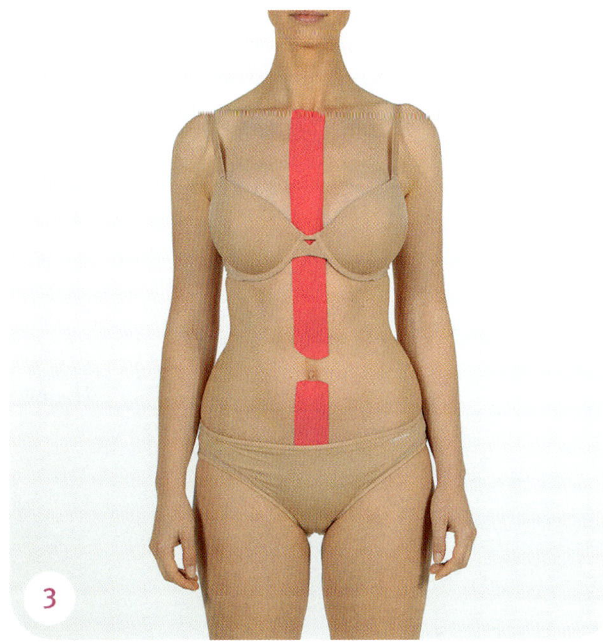
3

Lendenwirbelsäulen-Tape (LWS-Tape)

Wie viel
- Anzahl der Tape-Streifen: 3

Wo
- 1. + 2. Streifen: Von der unteren Lendenwirbelsäule bis hinauf zur Brustwirbelsäule (Foto 2).
- 3. Streifen: Im Bereich der oberen Lendenwirbelsäule quer etwa über den halben Rücken (Foto 3).

›› Das Lendenwirbelsäulen-Tape unterstützt Sie bei Schmerzen in dem Rückenbereich, aber auch bei Regel-, Blasen- und Wechseljahresbeschwerden, weil gezielt entsprechende Akupunkturpunkte der Niere mitüberklebt werden.

So geht's

Vordehnung: Setzen Sie sich auf einen Hocker oder seitwärts auf einen Stuhl und beugen Sie den ganzen Rücken nach vorne (Foto 1).

Anlegen des Tapes

- Der erste Tape-Streifen wird rechts von der Lendenwirbelsäule bis hinauf zur Brustwirbelsäule geklebt (Foto 2).

- Der zweite Tapestreifen wird links von der Lendenwirbelsäule ebenfalls bis hinauf zur Brustwirbelsäule geklebt (Foto 2).

- Der dritte Tape-Streifen wird im oberen Lendenwirbelbereich quer zu den beiden ersten Tape-Streifen geklebt (Foto 3).

Bitte beachten: Wichtig ist bei diesem Tape, dass Sie wirklich zwei Tape-Streifen parallel kleben, sich also nicht mit lediglich einem, etwa geteilten Tape-Streifen begnügen, wie dies bei anderen Tapes durchaus möglich ist. Die Wirksamkeit des Lendenwirbelsäulen-Tapes erhöht sich deutlich, wenn das Tape bis in den Bereich der unteren Brustwirbelsäule geklebt wird.

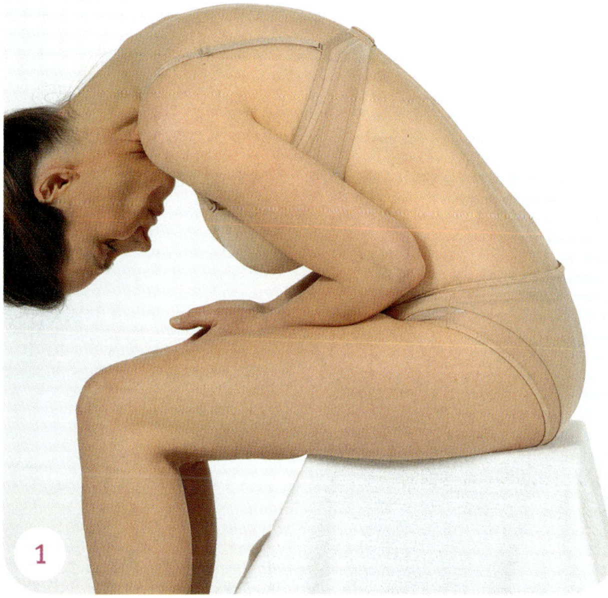

1

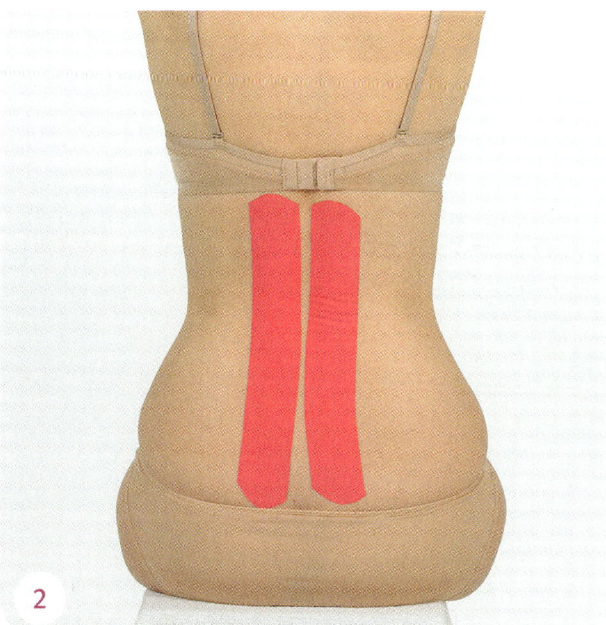

2

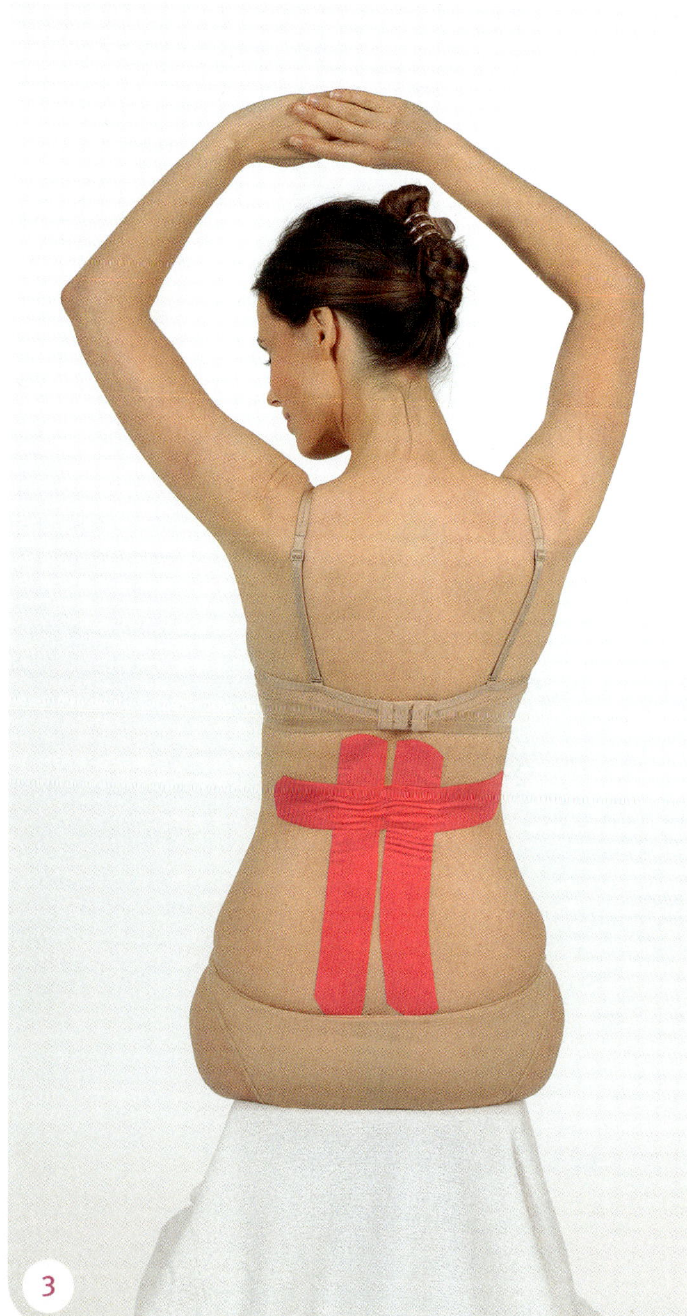

3

Brustwirbelsäulen-Tape (BWS-Tape)

Wie viel

- Anzahl der Tape-Streifen: 2

Wo

- Vom Übergang der Lendenwirbelsäule zur Brustwirbelsäule bis hinauf zur Halswirbelsäule (Foto 3).

» Das BWS-Tape gehört sehr häufig zur Basistherapie, weil es die Zustimmungspunkte (Rücken-Shu-Punkte), die parallel zur Wirbelsäule verlaufen, abdeckt und damit diverse Erkrankungen positiv beeinflusst.

So geht's

Vordehnung: Setzen Sie sich auf einen Hocker oder seitwärts auf einen Stuhl und beugen Sie sich so nach vorne, dass der obere Rücken gedehnt wird (Foto 1).

Anlegen des Tapes

- Der erste Tape-Streifen wird links von der Wirbelsäule senkrecht hinauf fast über den ganzen Rücken geklebt, nämlich ausgehend vom Übergang der Lendenwirbelsäule zur Brustwirbelsäule bis in den Bereich der Halswirbelsäule (Foto 2).

- Der zweite Tape-Streifen wird genau wie der erste Tape-Streifen, jedoch rechts von der Wirbelsäule geklebt (Foto 2).

Bitte beachten: Wichtig ist bei diesem Tape, dass Sie wirklich zwei Tape-Streifen parallel kleben, sich also nicht mit lediglich einem, etwa geteilten Tape-Streifen begnügen, wie dies bei anderen Tapes durchaus möglich ist.

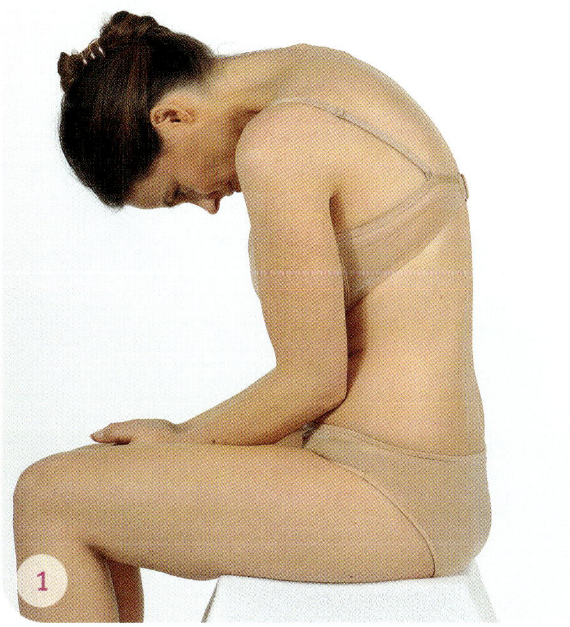

1

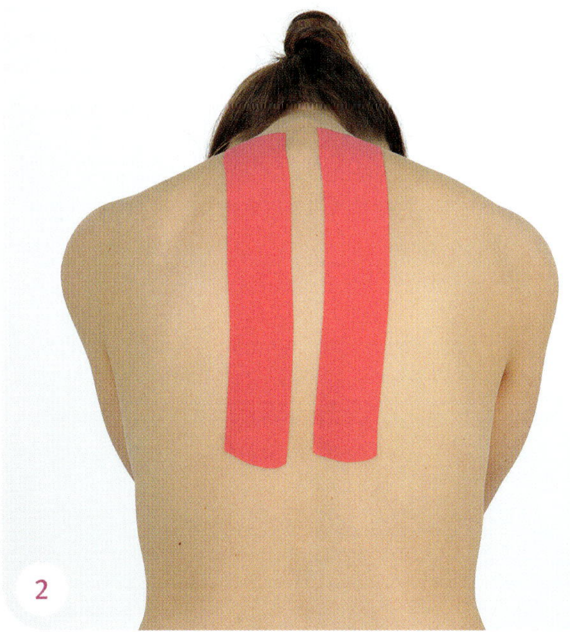

2

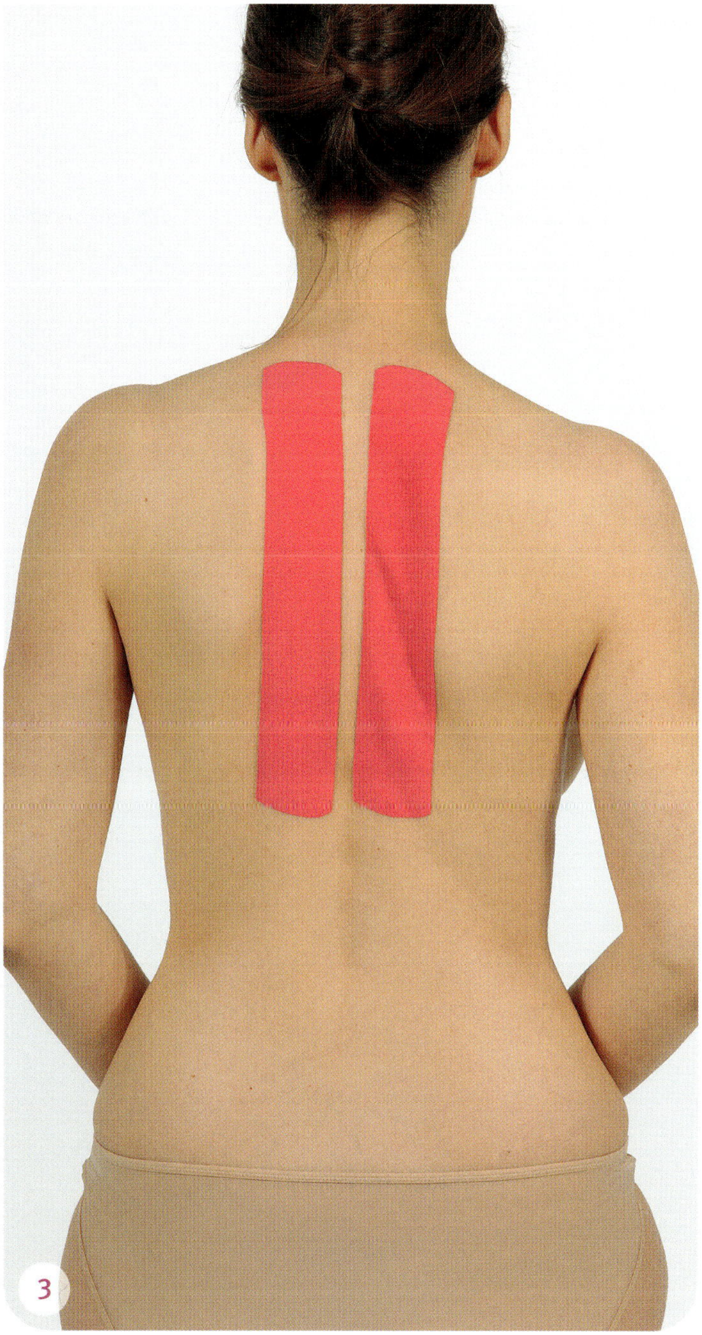

3

Halswirbelsäulen-Schulterblattheber-Tape

Wie viel

- Anzahl der Tape-Streifen: 4

Wo

- 1. Streifen: Von der oberen Brustwirbelsäule senkrecht hinauf bis zum Haaransatz (Foto 2).
- 2. Streifen: Von der Mitte der rechten Schulter bogenförmig über den Rücken zur Mitte der linken Schulter (Foto 3).
- 3. Streifen: Vom inneren Rand des rechten Schulterblatts bis hinauf zum Haaransatz (Foto 4).
- 4. Streifen: Vom inneren Rand des linken Schulterblatts bis hinauf zum Haaransatz (Foto 5).

›› Diese Tape-Anlage verschafft Ihnen bei Nackenschmerzen Linderung. Auch bei Kopfschmerzen, die häufig mit Verspannungen in diesem Bereich einhergehen, ist sie hilfreich. Es wird gezielt so geklebt, dass auch wichtige Akupunkturpunkte mit erfasst werden.

So geht's

Vordehnung: Beugen Sie den Kopf nach vorne, das Kinn möglichst weit zum Brustbein hinab (Foto 1).

Anlegen des Tapes

- Etwa drei Viertel des ersten Tape-Streifens mit einer Schere längs teilen. Er wird mit dem nicht eingeschnittenen Ende von der oberen Brustwirbelsäule senkrecht nach oben geklebt. Dann wird zunächst das linke Teilstück des Tape-Streifens links von der Wirbelsäule bis hinauf zum Haaransatz geklebt, danach das rechte Teilstück rechts von der Wirbelsäule bis zum Haaransatz hinauf (Foto 2).

- Den zweiten Tape-Streifen auf halbe Länge falten, gut knicken und wieder entfalten. Er wird quer zum ersten Tape-Streifen geklebt, und zwar ausgehend vom Übergang der Halswirbelsäule zur Brustwirbelsäule. Die Wirbelkörper der Halswirbelsäule sind bei der hier beschriebenen Vordehnung deutlich zu sehen bzw. zu tasten. In diesem Bereich der Halswirbelsäule wird der Tape-Streifen dort, wo er geknickt ist, angesetzt und dann bogenförmig nach rechts und links bis hin zur Mitte der rechten bzw. linken Schulter aufgetragen (Foto 3).

- Den dritten und vierten Tape-Streifen jeweils vom inneren Rand des Schulterblatts schräg nach oben bis zum Haaransatz kleben. Dabei sollte möglichst der innere Rand des Schulterblatts in seiner ganzen Länge bedeckt werden (Foto 4, 5).

Bitte beachten: Da gerade die Übergänge der verschiedenen Wirbelsäulenabschnitte sehr störanfällig sind, ist es wichtig, dass der zweite Tape-Streifen den Übergang von der Halswirbelsäule zur Brustwirbelsäule bedeckt.

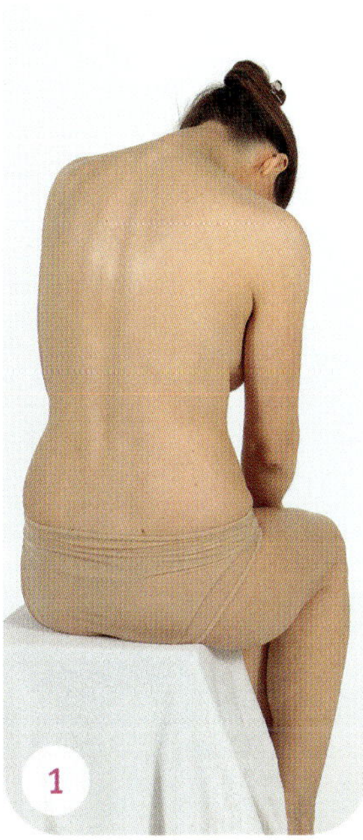
1

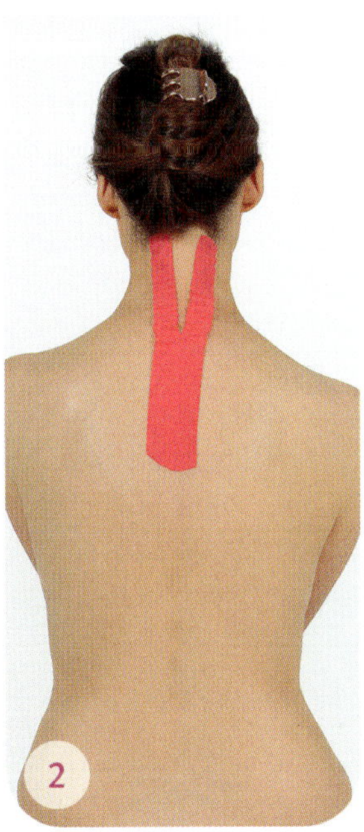
2

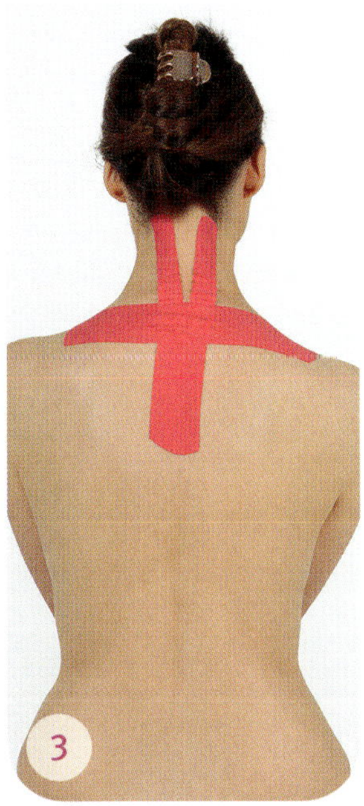
3

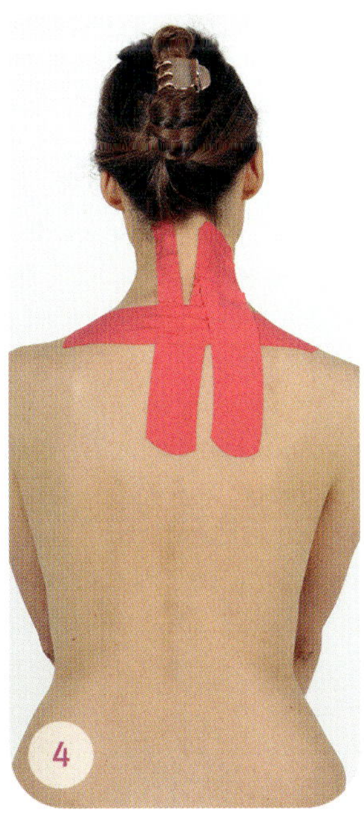
4

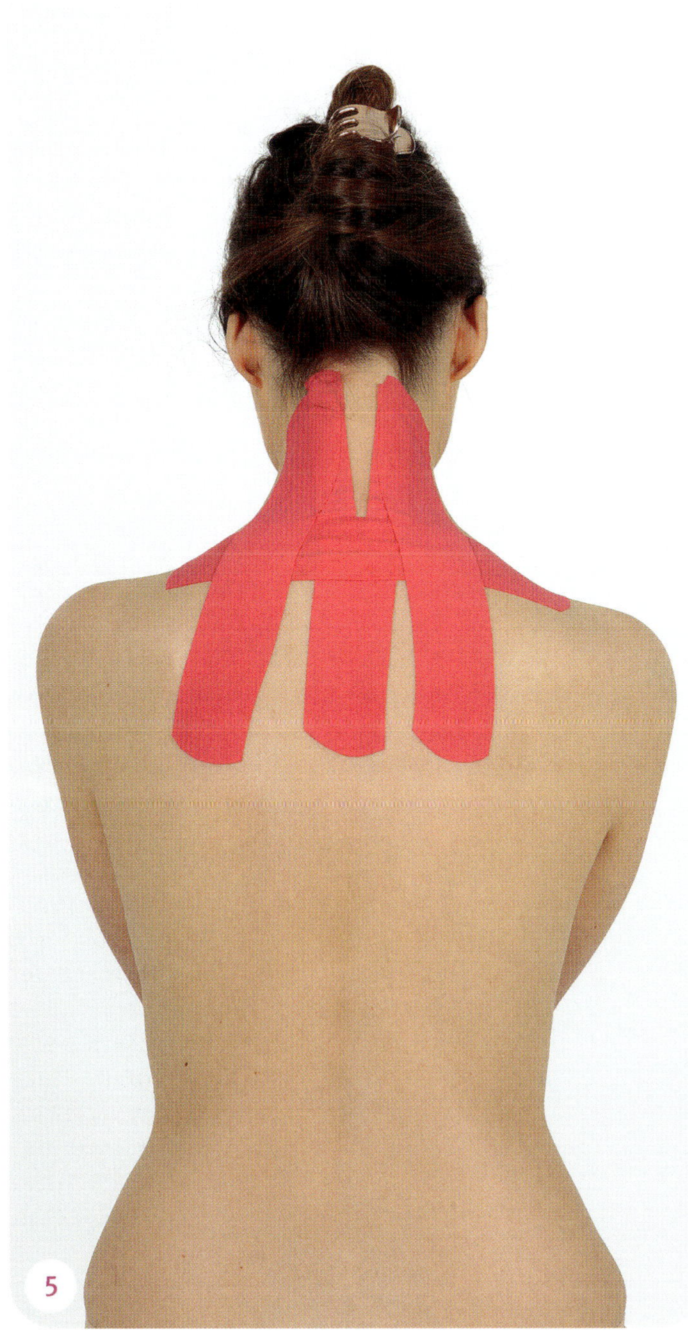
5

Kreuzdarmbeingelenk-Tape

Wie viel

- Anzahl der Tape-Streifen: 4 (bei beidseitiger Anlage 8)

Wo

- 1. + 2. Streifen: Etwa zwei Drittel der Länge der Lendenwirbelsäule (Foto 1, 2).
- 3. + 4. Tape-Streifen: Von der Gesäßfalte bis über die Hüfte (Foto 3, 4).

» Das Kreuzdarmbeingelenk ist aus naturheilkundlich-osteopathischer Sicht ein übergeordnetes Gelenk, das nicht nur bei lokalen Beschwerden behandelt wird, sondern bei allen chronischen Erkrankungen, insbesondere des Bewegungsapparats, vorsorglich mitgetapet werden kann.

So geht's

Erster Tape-Streifen

Vordehnung: Setzen Sie sich auf einen Hocker oder seitwärts auf einen Stuhl und beugen Sie den ganzen Rücken nach vorne (Foto 1).

Anlegen des Tape-Streifens: Er wird neben der Lendenwirbelsäule, beginnend etwas oberhalb der Gesäßfalte, geklebt, und zwar bis hinauf ins oberste Drittel der Lendenwirbelsäule (Foto 1).

Zweiter Tape-Streifen

Vordehnung: Setzen Sie sich gerade hin, beugen Sie den Oberkörper zu der Seite, die nicht getapet wird, und legen Sie die Hand der Seite, die getapet wird, seitwärts auf den Kopf (Foto 2).

Anlegen des Tape-Streifens: Beim Anlegen den Tape-Streifen leicht stretchen! Er wird außen neben den ersten Streifen geklebt, allerdings etwas höher in Richtung Brustwirbelsäule (Foto 2).

Dritter und vierter Tape-Streifen

Vordehnung: Legen Sie sich auf die Seite, die nicht getapet wird, strecken Sie das unten liegende Bein aus und beugen Sie das andere Bein im Hüftgelenk (Foto 3).

Anlegen der Tape-Streifen: Der dritte Tape-Streifen wird etwas oberhalb der Gesäßfalte angesetzt und dann seitlich bis über die Hüfte geklebt (Foto 3). Der vierte Tape-Streifen wird vom Ende der Gesäßfalte über das Gesäß und ebenfalls bis über die Hüfte geklebt (Foto 4).

Bitte beachten: Bei lokalen Kreuzdarmbeinbeschwerden reicht die einseitige Anlage (Foto 5); ansonsten ist die beidseitige Anlage sinnvoller.

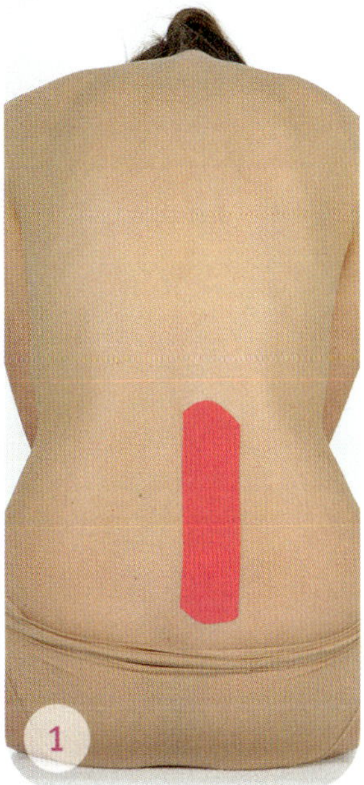
1

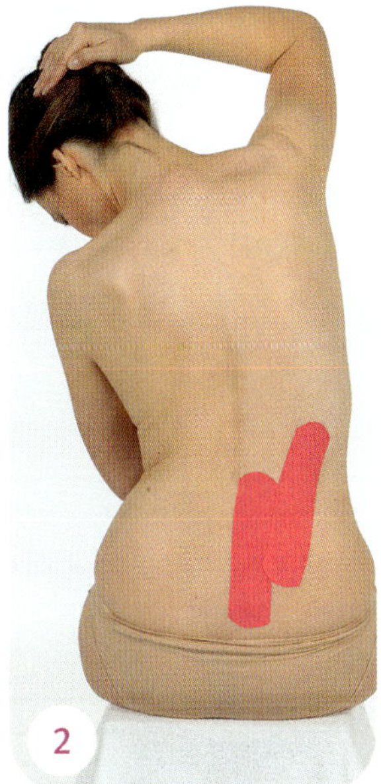
2

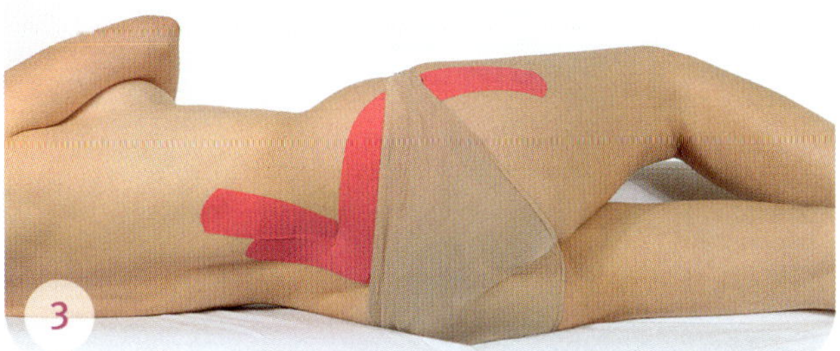
3

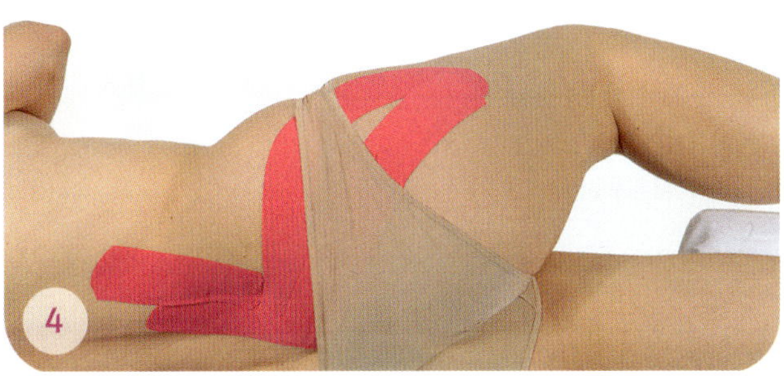
4

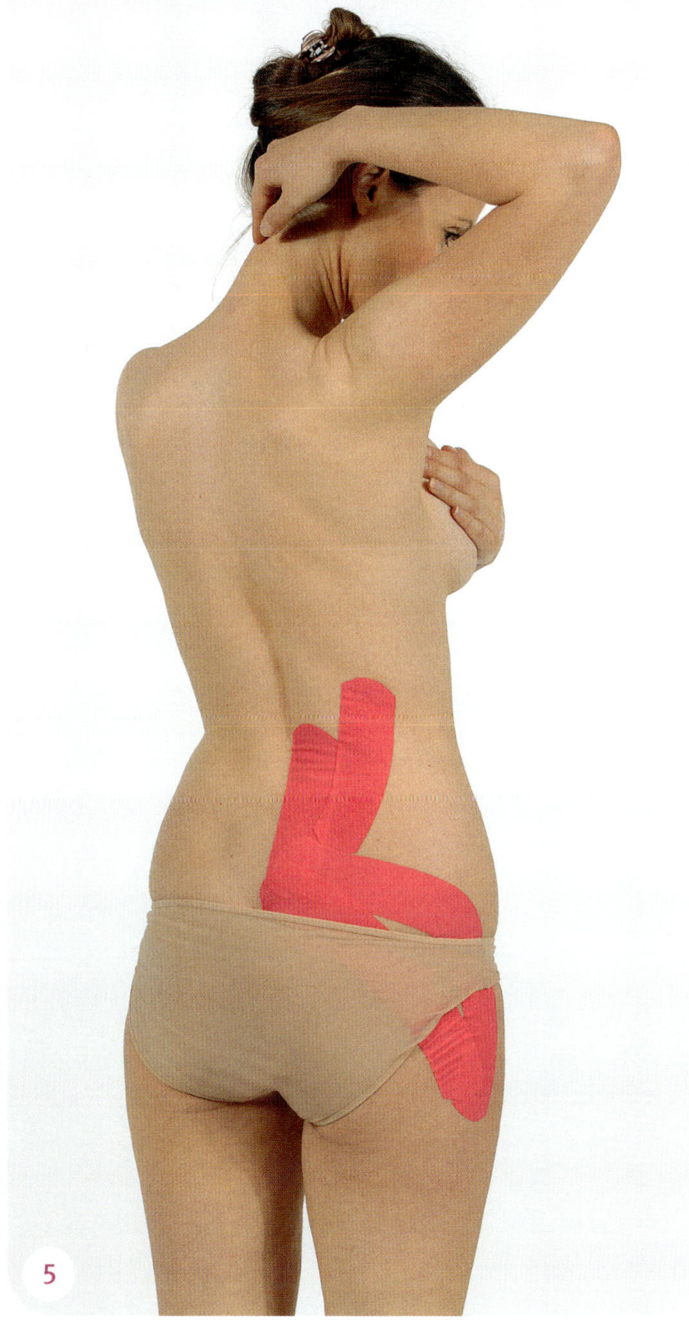
5

Bauchmuskel-Tape (gerader Anteil)

Wie viel

- Anzahl der Tape-Streifen: 2

Wo

- Beide Tape-Streifen reichen von der oberen Schamhaargrenze bis hinauf zum Rippenbogen, der unterhalb der Brust gut zu tasten ist (Foto 2).

» Das Bauchmuskel-Tape (gerader Anteil) können Sie u. a. bei Unterleibsschmerzen, Verdauungsstörungen, wie Durchfall oder Verstopfung, aber auch bei Schwangerschaftsstreifen anwenden.

So geht's

Vordehnung: Setzen Sie sich auf einen Hocker. Neigen Sie den Oberkörper nach hinten, stützen Sie sich mit den Armen ab und drücken das Becken nach vorne (Foto 1).

Anlegen des Tapes

- Der erste Tape-Streifen wird links neben der Körpermittellinie von der oberen Schamhaargrenze bis zum untersten Rippenbogen geklebt (Foto 2), der unterhalb der Brust gut zu tasten ist.

- Der zweite Tape-Streifen wird rechts neben der Körpermittellinie parallel zum ersten Tape-Streifen geklebt (Foto 2).

Bitte beachten: Die für dieses Tape optimale Vordehnung ist, wie dargestellt, vielleicht nicht jedem möglich. Das Tape kann jedoch auch im Liegen geklebt werden. Legen Sie sich eine Nackenrolle unter die Brustwirbelsäule, so erreichen Sie zumindest eine geringe Vordehnung.

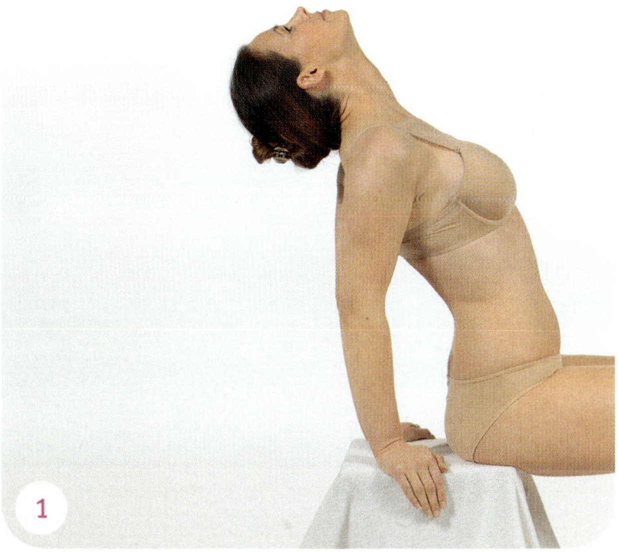

1

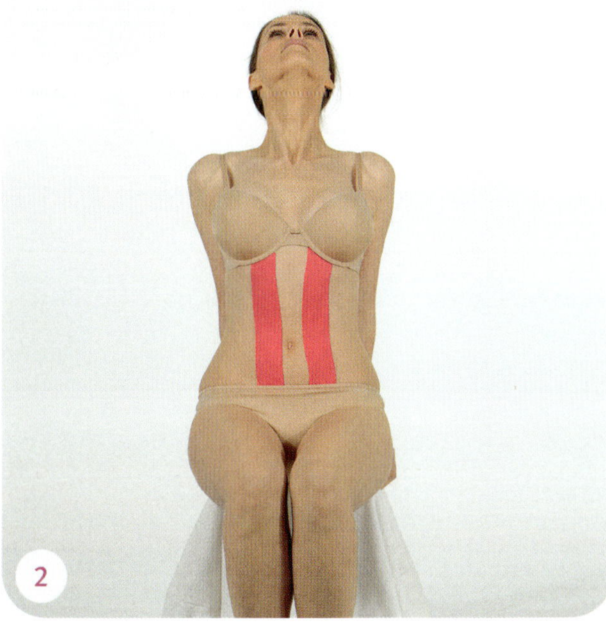

2

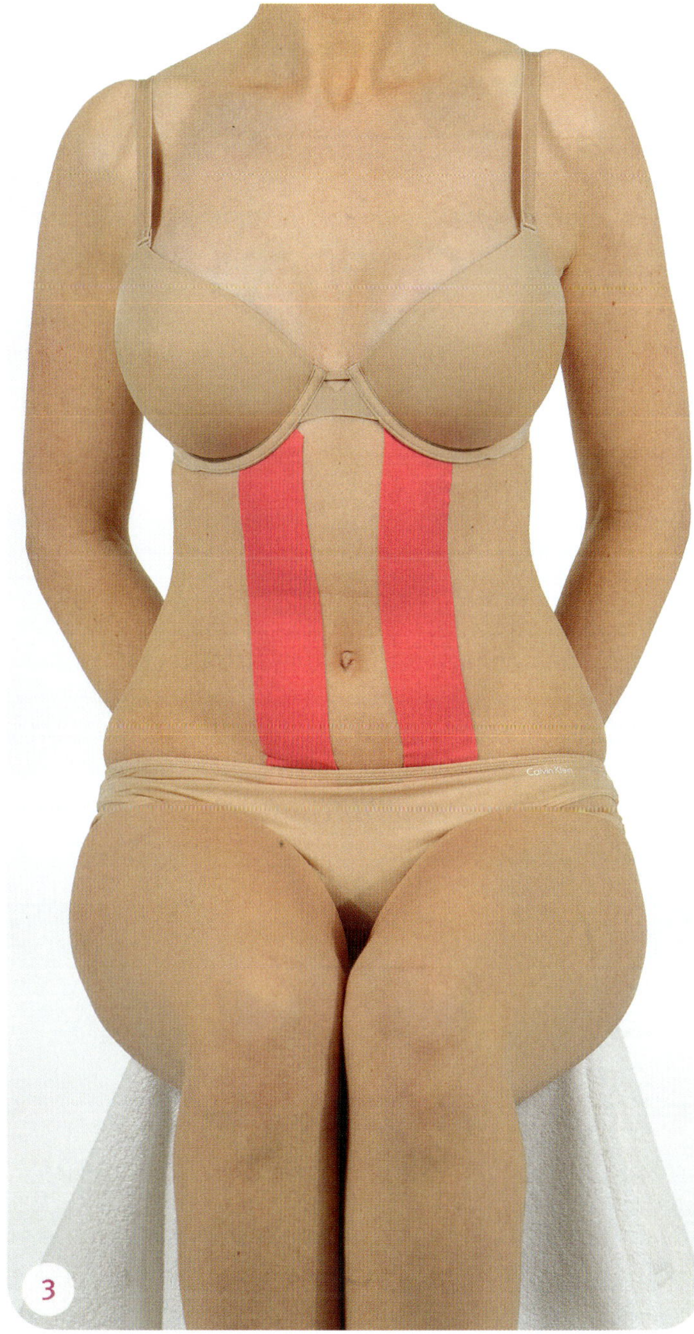

3

Bauchmuskel-Tape (schräger Anteil)

Wie viel

- Anzahl der Tape-Streifen: 4 (bei beidseitiger Anlage 8)

Wo

- 1. + 3. Streifen: Ansetzend an der Körperseitenlinie unterhalb der Rippen bis hinunter zur Leiste (Foto 1).

- 2. + 4. Streifen: Von der Leiste schräg nach oben zum Rippen-Brustbein-Winkel, der unterhalb der Brust gut zu tasten ist (Foto 2).

» Der schräge Anteil des Bauchmuskel-Tapes kann gemeinsam mit dem geraden Anteil u. a. bei Unterleibsschmerzen, Verdauungsstörungen und Schwangerschaftsstreifen geklebt werden.

So geht's

Vordehnung und Anlegen rechte Seite:

- Setzen Sie sich hin, beugen Sie den Oberkörper leicht nach hinten und drehen Sie zusätzlich die linke Schulter noch etwas weiter nach hinten (Foto 1).

- Der erste Tape-Streifen wird an der rechten Körperseitenlinie unterhalb der Rippen angesetzt und bis hinunter zur Leiste der rechten Körperhälfte geklebt (Foto 1).

- Der zweite Tape-Streifen wird von der rechten Leiste schräg nach oben bis zum Rippen-Brustbein-Winkel geklebt; er endet im Bereich des untersten rechten Rippenbogens (Foto 2), der unterhalb der Brust gut zu tasten ist.

Vordehnung und Anlegen linke Seite:

- Drehen Sie bei zurückgelehntem Oberkörper nun die rechte Schulter nach hinten.

- Der erste Streifen wird jetzt an der linken Körperseitenlinie unterhalb der Rippen angesetzt und bis hinunter zur Leiste der linken Körperhälfte geklebt.

- Der zweite Tape-Streifen wird von der linken Leiste schräg nach oben zum Rippen-Brustbein-Winkel geklebt; er endet im Bereich des untersten linken Rippenbogens, der unterhalb der Brust gut zu tasten ist.

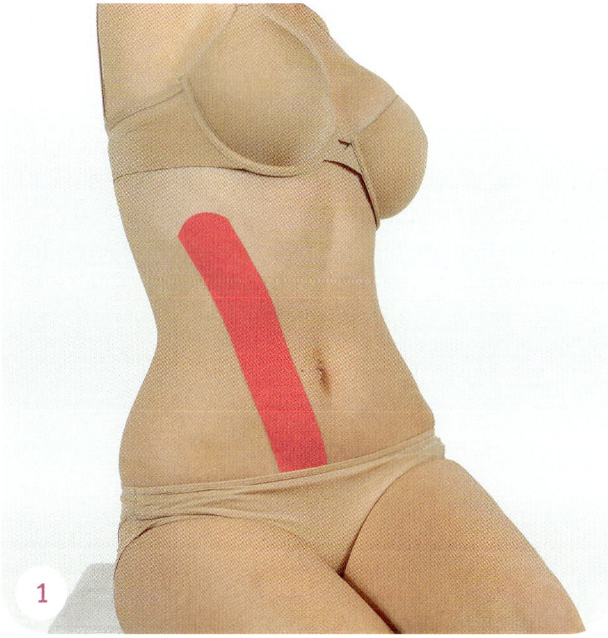
1

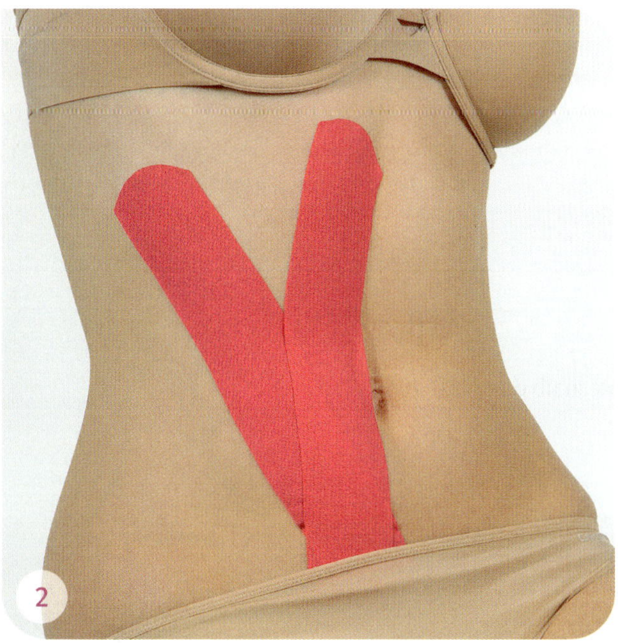
2

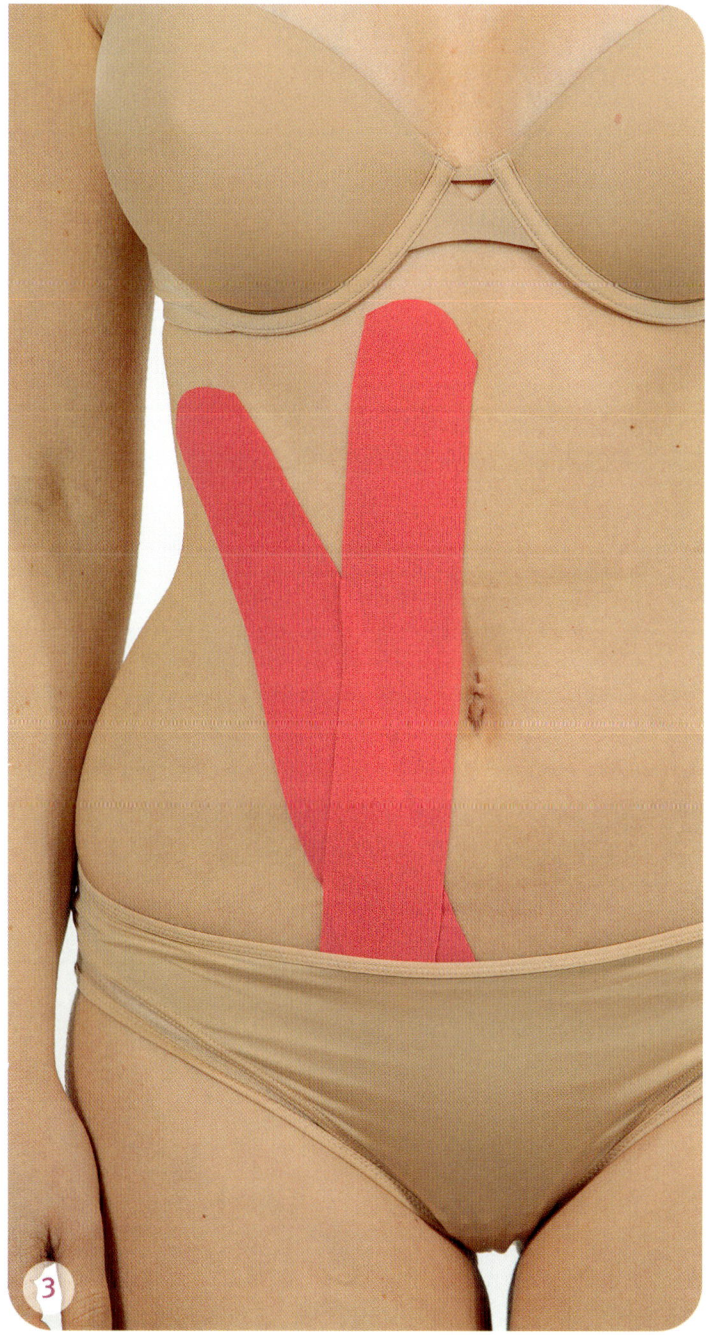
3

Finger-Handgelenksbeuger-Tape

Wie viel

- Anzahl der Tape-Streifen: 2

Wo

- 1. Streifen: Von der Mitte der Handgelenks über die Innenseite des Unterarms (Foto 3).
- 2. Streifen: Er wird etwas unterhalb des Ellenbogengelenks an der dem Körper abgewandten Seite des Unterarms angesetzt und verläuft schräg nach oben (Foto 4).

» Bei Schmerzen im Handgelenk, einer Sehnenscheidenentzündung oder dem Karpaltunnelsyndrom verschafft Ihnen diese Tape-Anlage Linderung. Da wichtige Akupunkturpunkte an der Armunterseite bedeckt werden, hilft sie Ihnen u.a. auch bei Erbrechen, Schlafstörungen und Kreislaufbeschwerden.

So geht's

Vordehnung: Strecken Sie den Arm im Ellenbogen und winkeln Sie die Hand im Handgelenk nach außen ab (Foto 1). Drehen Sie nun den Unterarm im Ellenbogengelenk nach außen in Richtung Kleinfinger (Foto 2).

Anlegen des Tapes

- Der erste Tape-Streifen wird ausgehend von der Mitte der Handinnenfläche über die dem Körper zugewandte Seite des Unterarms geklebt und weiter über die dem Körper zugewandte Seite des Ellenbogens (Foto 3).

- Der zweite Tape-Streifen wird etwas unterhalb des Ellenbogengelenks an der dem Körper abgewandten Seite des Unterarms angesetzt und dann schräg nach oben über das innere Ellenbogengelenk geklebt (Foto 4).

Bitte beachten: Das Tape soll im Bereich des Ellenbogens den Knochen, den Sie auf der dem Körper zugewandten Seite gut ertasten können, den sogenannten Musikknochen, bedecken.

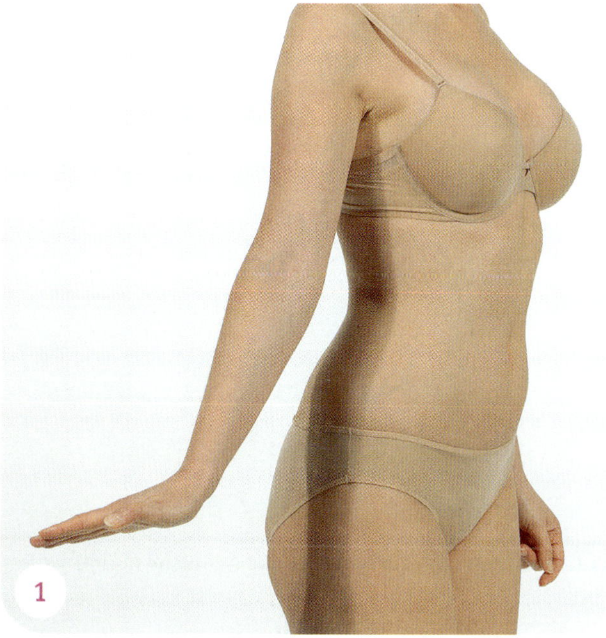

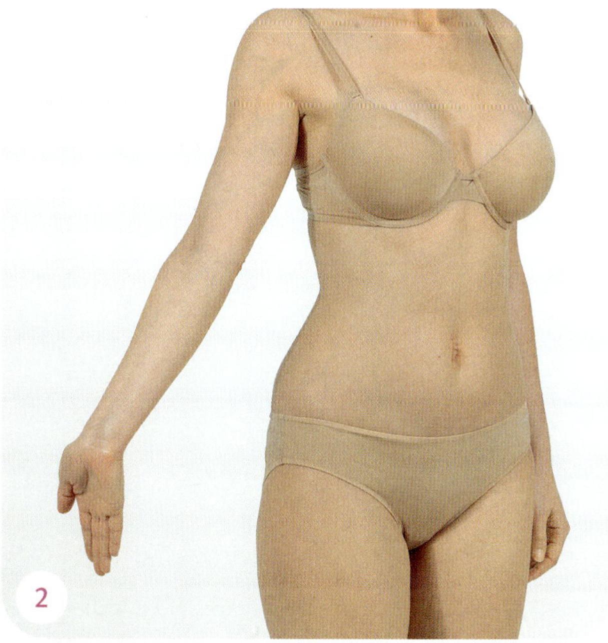

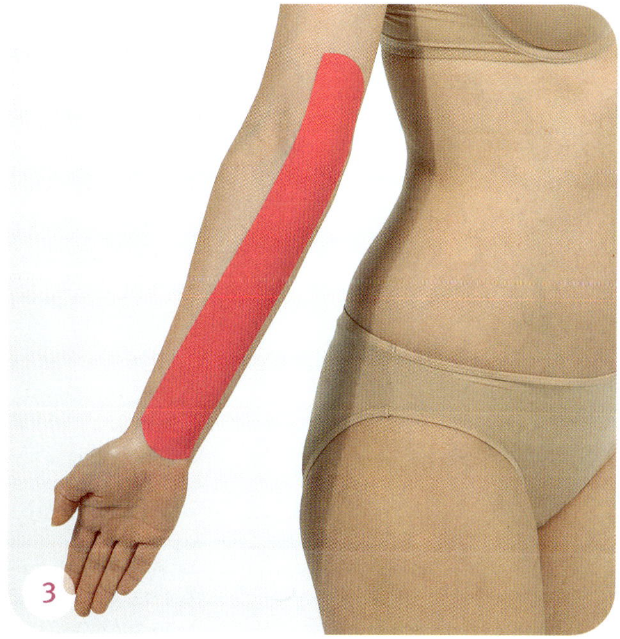

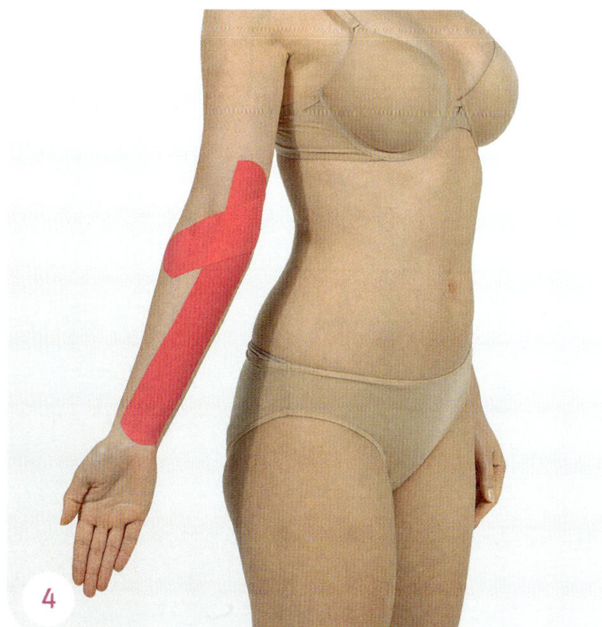

Finger-Handgelenksstrecker-Tape

Wie viel

- Anzahl der Tape-Streifen: 2

Wo

- 1. Streifen: Vom Handgelenk einschließlich über die dem Körper zugewandte Seite des Unterarms bis über den äußeren Ellenbogen (Foto 2).
- 2. Streifen: Vom äußeren Ellenbogen über die dem Körper zugewandte Seite nach unten über den inneren Ellenbogen (Foto 3).

» Wenn Sie Schmerzen im Bereich des Handgelenks, eine Sehnenscheidenentzündung oder das Karpaltunnelsyndrom haben, legen Sie diese Tapes zusätzlich zu dem Finger-Handgelenksbeuger-Tape an.

So geht's

Vordehnung: Strecken Sie den Ellenbogen durch, beugen Sie das Handgelenk möglichst weit und bewegen Sie die Handinnenfläche in Richtung Unterarm (Foto 1). Drehen Sie dann die gebeugte Hand im Handgelenk Richtung Kleinfinger (Foto 1).

Anlegen des Tapes

- Der erste Tape-Streifen wird vom Handgelenk über den Unterarm und weiter über die dem Körper zugewandte Seite des Ellenbogens bis über den äußeren Ellenbogen geklebt (Foto 2).

- Der zweite Tape-Streifen wird vom äußeren Ellenbogen zum Körper hin und dann schräg nach unten bis etwa zur Ellenbeugenmitte aufgetragen (Foto 3).

Bitte beachten: Dehnen Sie die Tape-Streifen beim Kleben nicht oder nur sehr wenig. Der erste Tape-Streifen soll die Außenseite des Handgelenks weiträumig bedecken.

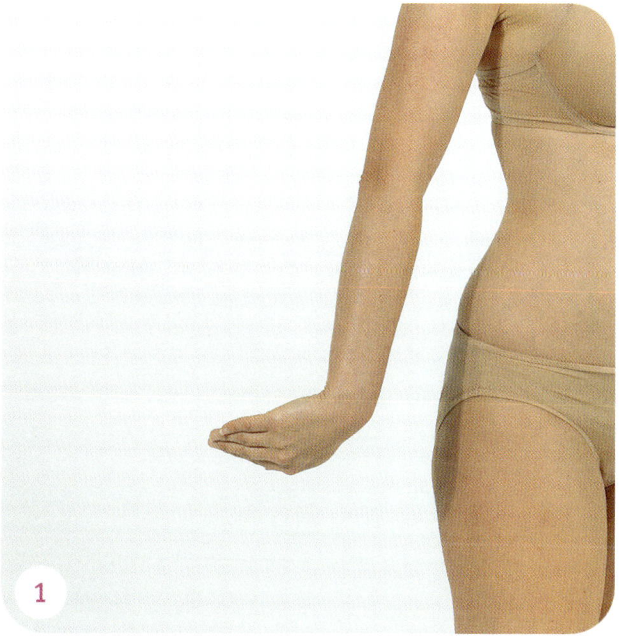

1

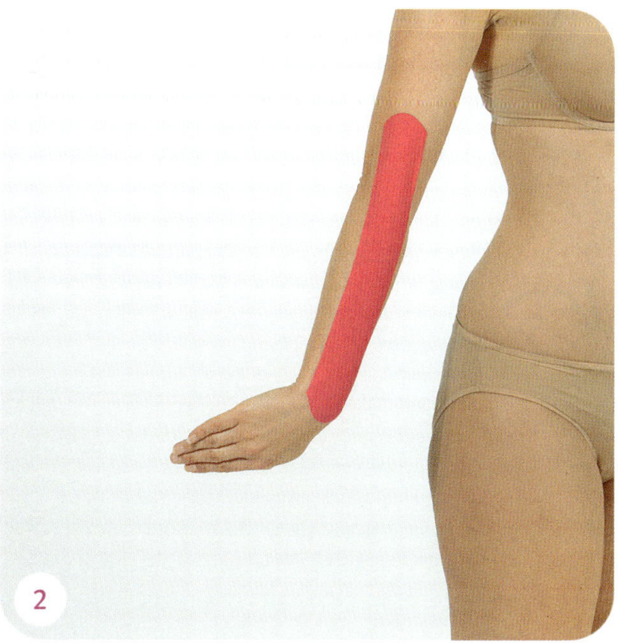

2

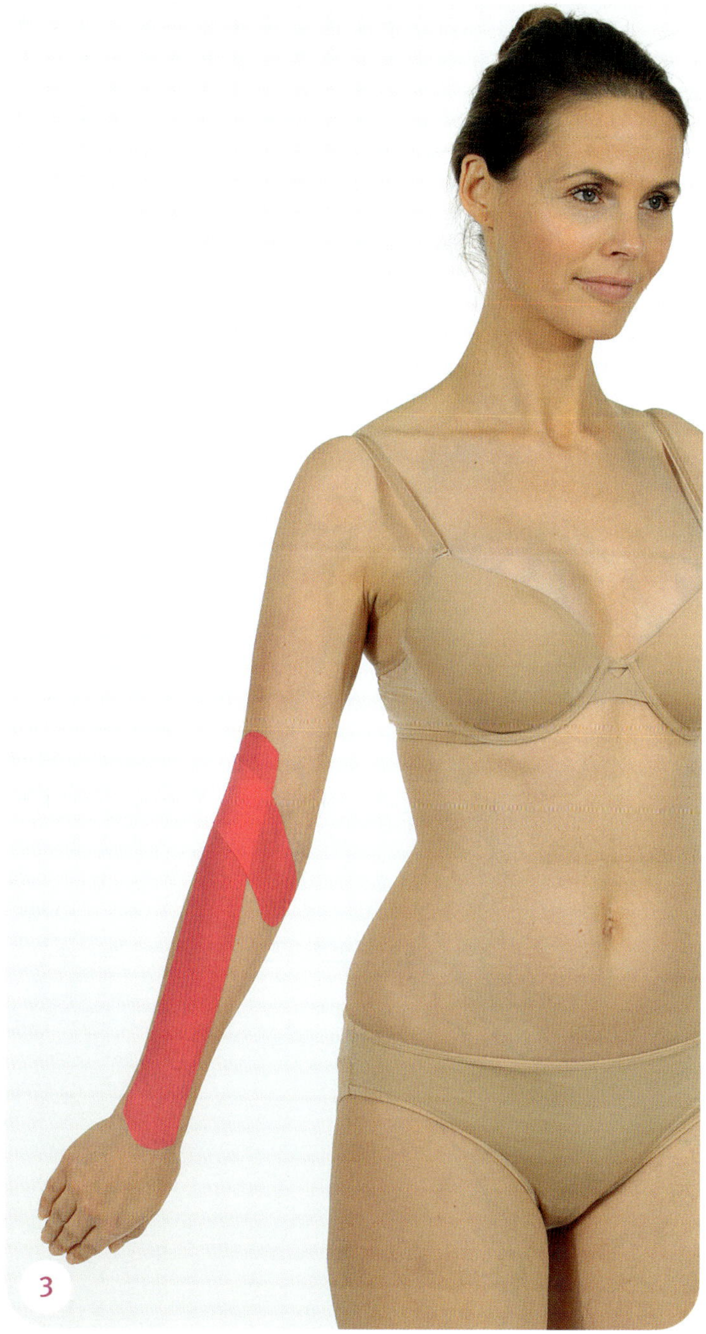

3

Gezieltes Aku-Taping: Beschwerden von A–Z

Aku-Taping kann bei vielen Erkrankungen und Beschwerden, die Frauen betreffen, hilfreich und unterstützend eingesetzt werden. Das Indikationsgebiet umfasst u. a. die klassischen Erkrankungen aus der Frauenheilkunde.

Basistherapie. Wir stellen Ihnen zu jeder Indikation zunächst eine Basis-Aku-Tape-Kombination vor, aus anatomisch wirksamem Tape und TCM-Tape. Diese Basis-Tapes haben sich in der Praxis bewährt und können relativ einfach und pragmatisch eingesetzt werden. Dort, wo eine weitere Differenzierung eine größere therapeutische Wirkung vermuten lässt, werden zusätzliche Optionen genannt, wie Cross-Tapes.

Differenzierung. Da viele Beschwerden, wie Kopfschmerzen, unterschiedliche Ursachen haben können, kann es hilfreich sein, die Begleitumstände zu betrachten. Spüren Sie beispielsweise neben den Kopfschmerzen starke Nackenverspannungen, könnte dies eine mögliche Ursachen sein. Stehen Sie unter Stress oder starker Anspannung, trägt das vermutlich zu den Kopfschmerzen bei. Wenn die Begleitumstände mitbehandelt bzw. berücksichtigt werden, wirkt das Aku-Taping noch besser.

Wie oft, wie lange? Probieren Sie die Tape-Anlagen, die gemäß der Beschreibungen gut zu Ihren Beschwerden passen, einfach aus. Häufig werden Sie innerhalb der nächsten Tage oder manchmal auch sofort eine Besserung spüren. Lassen Sie die Tapes prinzipiell 3–4 Tage drauf, dann entfernen Sie sie, damit sich die Haut erholen und regenerieren kann. Bei Bedarf wiederholen Sie die Tape-Anlage so häufig, bis die Beschwerden abgeklungen sind. Wenn Sie nach 3–4 Zyklen keine Besserung spüren, können Sie aufhören, denn es ist kein Effekt mehr zu erwarten. Häufig wird als mögliche Dauer 2 Wochen angeben; doch auch wenn die Tapes tatsächlich so lange halten sollten, würde die Elastizität der Tapes und damit die erwünschte Wirkung stark nachlassen und auch die Haut würde darunter leiden.

TCM-Ernährungs-Tipps

Dass unsere Ernährung sich maßgeblich auf unsere Gesundheit und unser Wohlbefinden auswirkt, ist allgemein anerkannt. Auch in der Traditionellen Chinesischen Medizin gibt es eine umfassende Ernährungslehre; denn Lebensmittel können laut TCM unterschiedliche Wirkungen entfalten – je nach den ihnen innewohnenden Qualitäten und den vorliegenden Disharmoniemustern. Sie können beispielsweise den Energiezustand eines Menschen beeinflussen und entweder wärmend oder kühlend wirken. Die Chinesen teilen Obst, Gemüse, Kräuter, Fleisch usw. in kalte, kühle, neutrale, warme und heiße Lebensmittel ein. Außerdem hat jedes einzelne davon noch den Bezug auf ein bestimmtes Organ, bei dem es in seiner Qualität besonders wirksam ist.

Kühlende und kalte Lebensmittel

Wenn Sie Hitzesymptome (Fieber, Hitzegefühl) haben, hitzeempfindlich oder unruhig sind oder Schlafstörungen haben, können kühle und kalte Lebensmittel hilfreich sein, indem sie das Qi und die Körperflüssigkeiten nach unten und innen bewegen. So lässt sich beispielsweise das Feuer durch Spargel und Wassermelonen ausleiten, Hitze kann durch Pfefferminztee verringert werden, zur Entgiftung empfehlen sich Tofu und Mungobohnen, ein unruhiger Geist kann durch Weizengerichte beruhigt werden.

Kalte Nahrungsmittel (z. B. Joghurt, Tomaten) sollten Sie im Herbst reduzieren und im Winter eher meiden. Kühle Nahrungsmittel (z. B. Apfel, Gurke, Zucchini) kann ein gesunder Mensch das ganze Jahr über essen. Ein Zuviel kann allerdings zu einem Mangel an Wärme und Energie führen. Im Sommer helfen sie, Körpersäfte, die durch Schwitzen verloren gehen, wieder aufzubauen.

Neutrale Nahrungsmittel

Neutrale Nahrungsmittel haben eine milde und ausgleichende Wirkung. Sie sind eine Quelle des Qi und deshalb in der Lage, den Körper zu stärken und zu harmonisieren. Zu den neutralen Lebensmitteln werden beispielsweise Kartoffeln, Karotten, Mais, Schweinefleisch, Milch, Käse, Butter, Sahne, Reis, Roggen und Dinkel gerechnet.

Warme und heiße Nahrungsmittel

Diese Nahrungsmittel werden zur Behandlung von Kältesymptomen verwendet, wie Kälteempfindlichkeit, Kältegefühl, kalte Hände und Füße sowie Trägheit und Müdigkeit. Warme und heiße Lebensmittel können das Qi nach oben und außen bewegen. So erwärmen sie beispielsweise den 3-Erwärmer-Median – bevorzugt Milz und Magen – (durch Hühnerfleisch, Fenchel und Ingwer), stärken das Yang (durch Knoblauch, Lammfleisch und Shrimps) oder »zerstreuen« die Kälte (durch Ingwer und Zimt). Warme Lebensmittel sollten das ganze Jahr über verwendet werden.

Reduzieren Sie sie lediglich im Sommer oder bei inneren Hitzezuständen (starke Unruhe, inneres Getriebensein, Schlafstörungen). Verwenden Sie heiße Lebensmittel möglichst nur in kleinen Mengen, da sie sonst innere Hitze verursachen können. Auch durch die Zubereitung lässt sich die »Temperatur« der Lebensmittel beeinflussen. Wird Fenchels, der zu den heißen Nahrungsmitteln zählt, gebraten und süßlich zubereitet, wirkt er erwärmend. Kocht man jedoch den Fenchel und bereitet ihn säuerlich mit Essig und Zitronensaft zu hat er eine kühlende Wirkung.

Wir geben Ihnen zu jeder der Beschwerden, die unter A–Z auf den folgenden Seiten beschrieben werden, einen kleinen TCM-Ernährungs-Tipp. Wenn Sie mögen, probieren Sie die genannten Lebensmittel doch zusätzlich zu der Tape-Anlage aus.

Angststörung

» Wenn Sie unter Angstzuständen leiden oder sich allgemein ängstlicher als sonst fühlen, liegt nach chinesischem Verständnis eine Nieren- oder Herzdisharmonie vor.

Die Emotion Angst und auch ein Konzentrationsmangel oder ein beeinträchtigtes Kurzgedächtnis werden in der TCM dem Funktionskreis der Niere zugeordnet. Bei Angst (egal ob es eine Ursache gibt oder es sich um ein »grundloses« Angstgefühl handelt) und Konzentrationsstörungen können Sie sich daher mit dem Kleben des Nieren-Tapes unterstützen.

Verwenden Sie zusätzlich das BWS-Tape, da es alle Zustimmungspunkte (Seite 37) stimuliert. Diese befinden sich auf dem Blasenmeridian, der links und rechts neben der Wirbelsäule verläuft.

Die Akupunkturpunkte He 7 an der Handkante sowie He 3 am Ellbogen können Sie bei Bedarf akupressieren und/oder mit Cross-Tapes versorgen. Das wirkt angstlösend und beruhigend.

TCM-Ernährung-Tipps: Bereiten Sie sich Kraft- und Meistersuppen zu, beispielsweise eine klassische Hühnersuppe, in der das ganze Huhn (mit Knochen) plus Gemüse mehrere Stunden in viel Wasser gekocht wird. Generell sind warme Mahlzeiten gut für Sie.

Basistherapie

Aku-Tapes

Nieren-Tape (Seite 42),
BWS-Tape (Seite 54)

Cross-Tapes

He 7, He 3

Basis

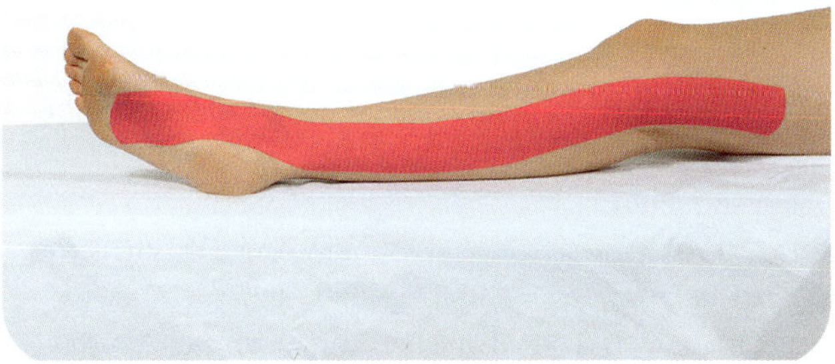

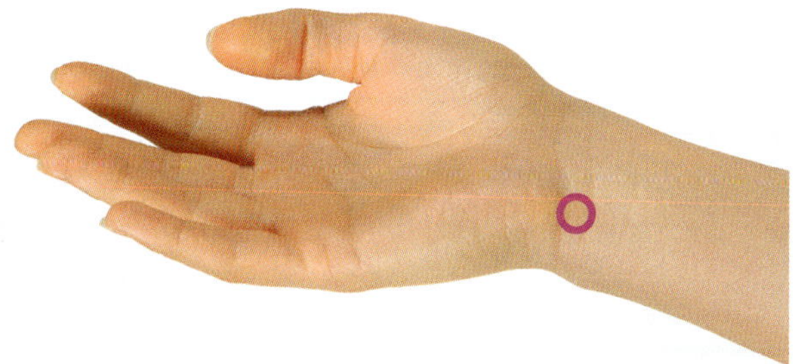

He 7

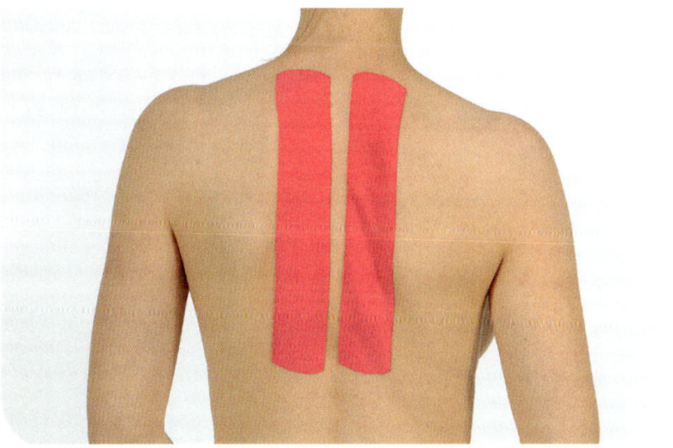

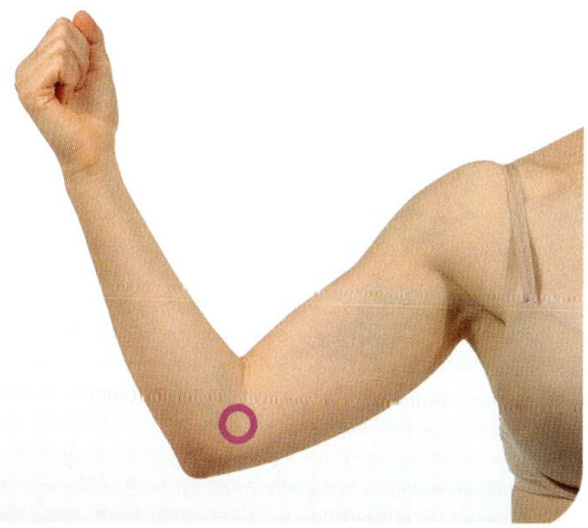

He 3

Bindegewebsschwäche, Beckenbodenschwäche, Krampfadern, Symphysenschmerz

» Leiden Sie unter Bindegewebsschwäche? Und/oder ist Ihr Beckenboden zu schwach bzw. liegt schon eine Gebärmuttersenkung vor? Dann legen Sie die hier vorgestellten Tapes an.

Gemäß chinesischer Medizin kontrolliert die Milz das Blut (hält das Blut in den Gefäßen), die Muskeln und das aufsteigende Qi. Bei Milz-Disharmonie kann es daher u.a. zu den genannten Symptomen kommen. Bei Bindegewebs- oder Beckenbodenschwäche, einer Gebärmuttersenkung und auch bei Krampfadern kann das Milz-Tape hilfreich sein. Ganz allgemein führt die Regulierung der Milz-Leitbahn zu einer Stärkung der Mitte, was ein wichtiges Behandlungsprinzip der Traditionellen Chinesischen Medizin ist. Mit dem BWS-Tape stimulieren Sie die Zustimmungspunkte (Seite 37), die sich auf dem Blasen-Meridian, links und rechts der Wirbelsäule, befinden.

TCM-Ernährung-Tipps: Essen Sie regelmäßig, aber nicht mehr spät am Abend. Es empfehlen sich häufige warme Mahlzeiten. Rohkost ist dagegen weniger gut. Meiden Sie kalte Lebensmittel und »falsche« Süße.

Basistherapie

Aku-Tapes

Milz-Tape (Seite 38),
BWS-Tape (Seite 54)

Differenzierung 1

Wenn Sie unter Beckenbodenschwäche sowie Gebärmuttersenkung leiden, können folgende Tapes unterstützend helfen.
Ein horizontales Aku-Tape oberhalb des Schambeins von der linken in die rechte Leiste kleben und ein vertikales Aku-Tape von oberhalb des Schambeins bis unterhalb des Bauchnabels.

Differenzierung 2

Bei Krampfadern und entsprechenden Beschwerden wie Schmerzen, Schwellungen und Gefühlsstörungen kann dagegen eine andere Behandlung Linderung bringen.

Aku-Tapes

Kleben Sie Aku-Tapes mit ein wenig Stretch direkt über die betroffenen Areale (mit den Krampfadern).

Basis

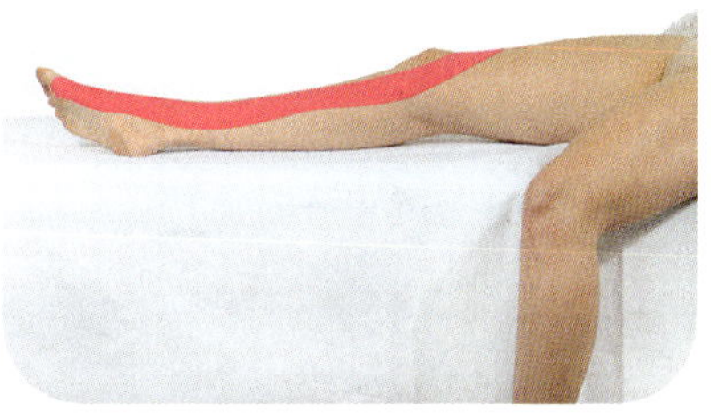

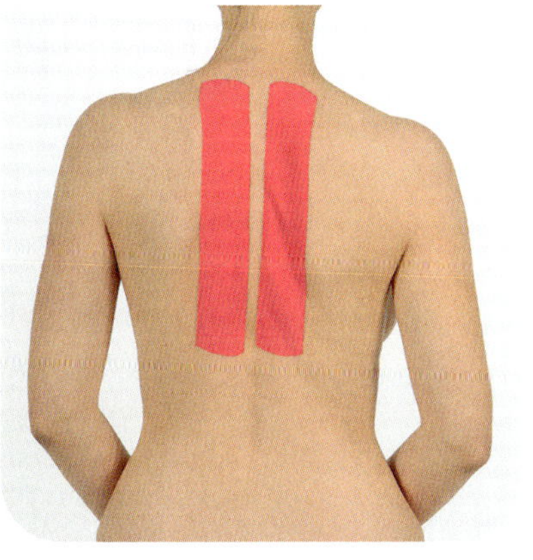

Differenzierung 1

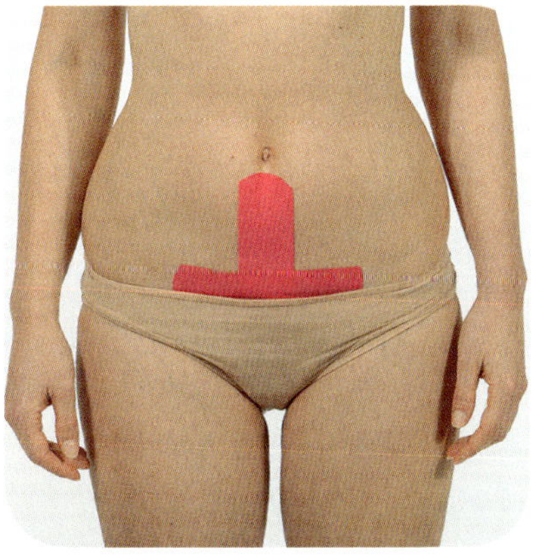

Differenzierung 2

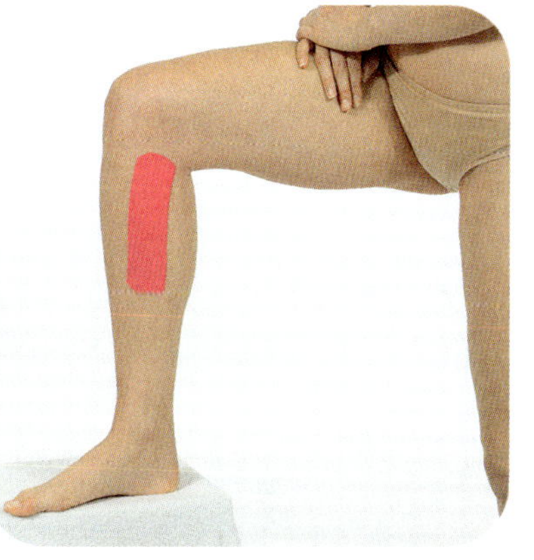

Brustschmerzen (Mastodynie)

» Bei Schmerzen in der Brust könnten Tapes, die direkt auf die Brust aufgeklebt werden, sowie TCM-Tapes und Cross-Tapes helfen.

Probieren Sie die beschriebenen Tape-Anlagen aus, wenn Sie schmerzhafte Verhärtungen haben oder unter hormonell bedingtem Ziehen/Spannen leiden. Die beschriebenen Tape-Anlagen können auch bei Brustschmerzen während der Schwangerschaft angewendet werden. Grundsätzlich sollte aber vor einer Behandlung der Brustschmerzen mit Aku-Taping erst schulmedizinisch abgeklärt werden, ob sich nicht hinter den Beschwerden vielleicht eine andere schwerwiegende Störung verbirgt (Ausschluss Brustkrebs).

TCM-Ernährung-Tipps: Stärken Sie Milz und Magen, indem Sie gemäß TCM-Einteilung süße Lebensmittel mit warmem Temperaturverhalten bevorzugen, z. B. eine Fenchel-Hühnchen-Pfanne oder Kürbisgemüse mit Esskastanien. Ein »warmes, süßes« Getränk ist Traubensaft.

Basistherapie

Aku-Tapes

Mamma-Tape: Nehmen Sie zur Vordehnung den Arm der betroffenen Seite hinter den Rücken, sodass die Schulter nach hinten gezogen wird. Nun kleben Sie zwei Tapestreifen vom oberen Drittel der Brust in Richtung Schulter.

Cross-Tapes

Di 4, Ma 44

Differenzierung 1

Bei Brustschmerzen mit deutlich tastbaren Verhärtungen können Sie mit folgendem Tape behandeln.

Aku-Tapes

Milz-Tape (Seite 38)

Differenzierung 2

Ist Ihr seelisches Gleichgewicht gestört, so empfiehlt sich dieses Tape:

Aku-Tapes

Leber-Tape (Seite 40)

Basis

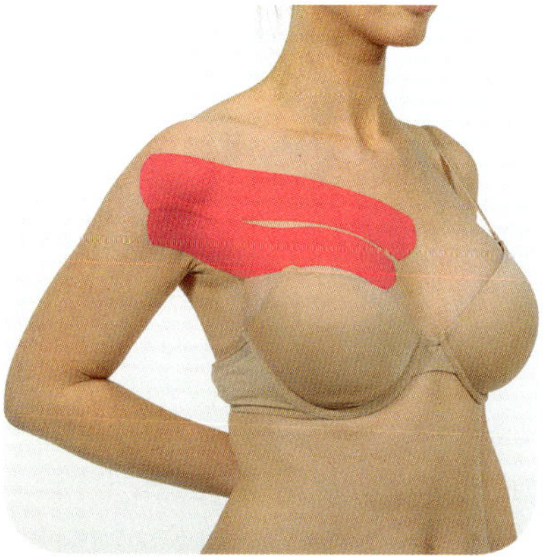

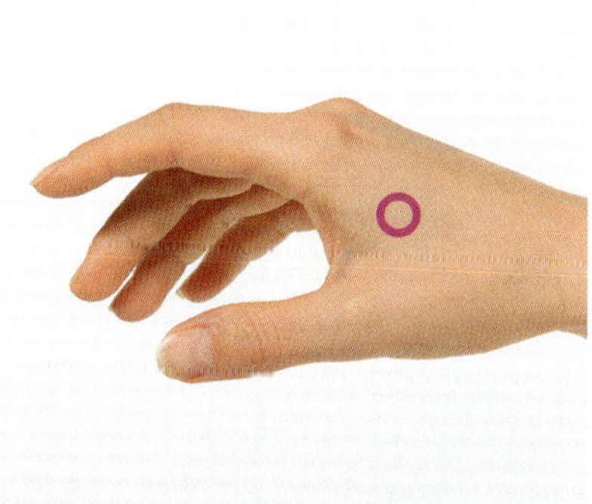

Di 4

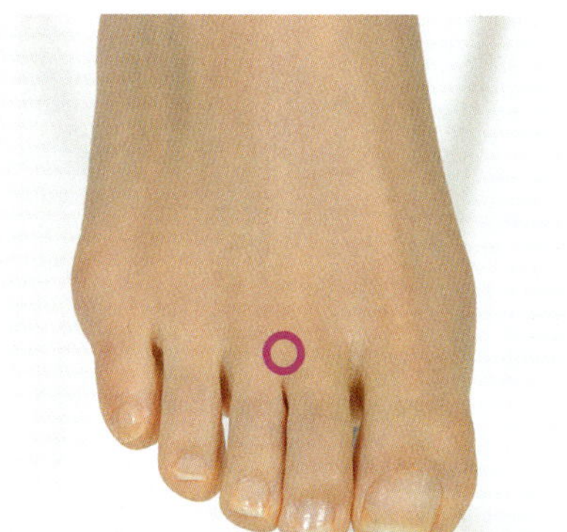

Ma 44

Differenzierung 1

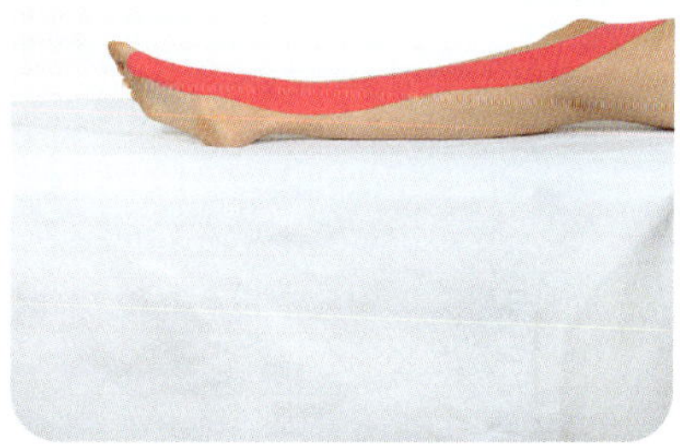

Differenzierung 2

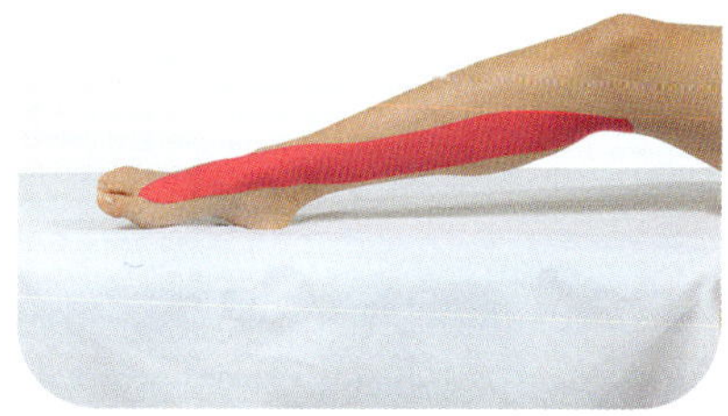

Burnout-Syndrom

» Um die täglichen Anforderungen zu erfüllen, gehen wir oft über unsere Leistungsgrenze. Wenn die To-do-Liste kein Ende nimmt, arbeiten wir häufig bis zur Erschöpfung.

Für die ausgleichende Bewegung und Entspannung bleibt dann oft keine Zeit mehr. Wenn Anspannung und Entspannung über längere Zeit nicht im Gleichgewicht stehen, kann das zu chronischer Erschöpfung und Ausgebranntsein führen. Nach chinesischen Überlegungen muss nun die Spannung reguliert werden, was über das Leber-Tape geschieht, sowie Milz und Niere gestärkt werden, wozu die genannten Cross-Tapes dienen. Mit dem BWS-Tape stimulieren Sie die Zustimmungspunkte (Seite 35), die sich auf dem Blasen-Meridian, links und rechts der Wirbelsäule, befinden.

Bei den beiden Punkten Ma 36 und Mi 6 handelt es sich um eine Basiskombination zur Regulierung von Milz und Magen (die einen Funktionskreis bilden) bei allgemeiner Erschöpfung.

TCM-Ernährung-Tipps: Bevorzugen Sie beim Getreide Grünkern, Dinkel und Roggen. Als Gemüse sind nach TCM-Vorstellung bei Burnout und Erschöpfung vor allem Sorten wie Fenchel und Porree geeignet. Kühle und saure Nahrungsmittel sind dagegen weniger gut.

Basistherapie

Aku-Tapes

Leber-Tape (Seite 40),
BWS-Tape (Seite 54)

Cross-Tapes

Mi 6, Ma 36, Ni 3, Ni 6

Basis

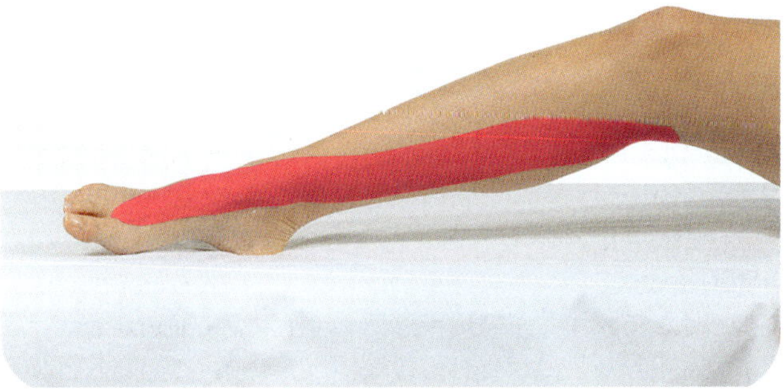

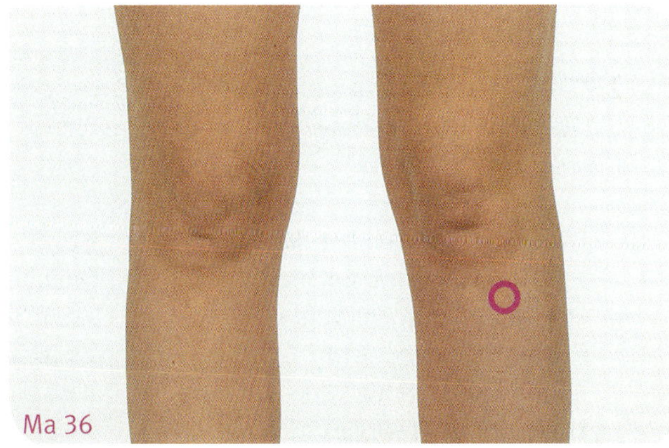

Ma 36

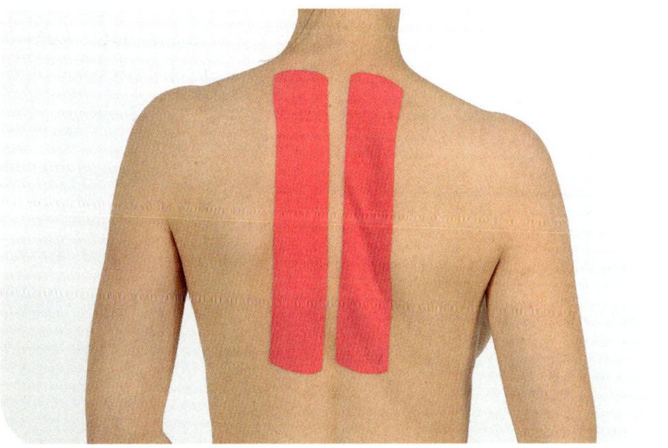

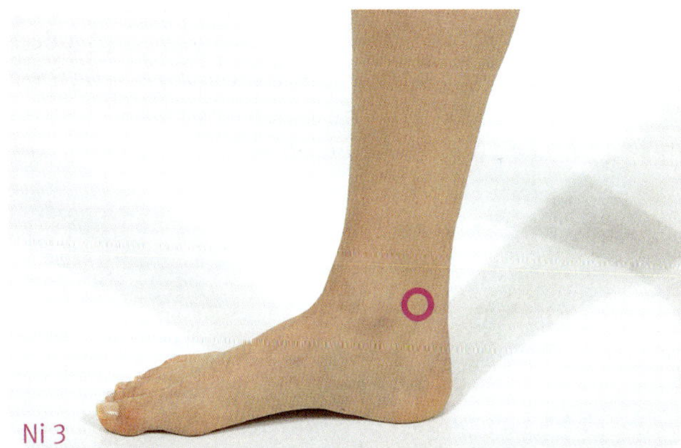

Ni 3

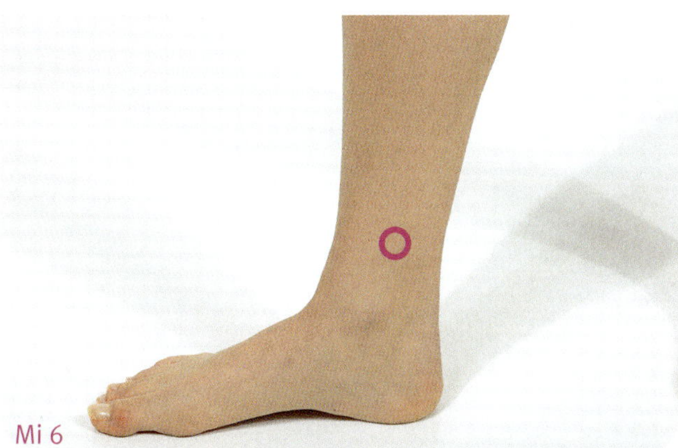

Mi 6

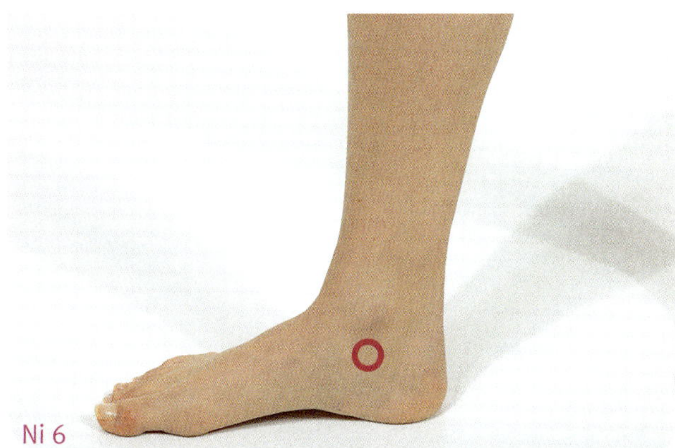

Ni 6

Erbrechen und Übelkeit (auch unter Chemotherapie)

» Diese Tape-Anlagen helfen bei jeder Art von Erbrechen und Übelkeit, egal ob es von seelischer Anspannung, Reisekrankheit, einer Magenverstimmung oder auch von einer Chemotherapie herrührt.

Im Akutfall drücken Sie den Punkt Pe 6, das kann den Brechreiz sofort spürbar lindern. Der Punkt liegt an der Innenseite des Armes, mittig, zwei daumenbreit von der Handgelenksfalte entfernt. Pe 6 reguliert das rebellierende Magen-Qi, welches zu Erbrechen und Übelkeit führen kann. KG 12 wird auch als Alarmpunkt des Magens bezeichnet. Er eignet sich besonders zur Behandlung von Druck- und Völlegefühl im Oberbauch. Die Kombination von Pe 6 und KG 12 reguliert das gegenläufige Magen-Qi bei Übelkeit und Erbrechen. He 7 ist ein Sedierungspunkt (wirkt beruhigend) und kann zudem für die Harmonisierung aller Funktionskreise sorgen. Das Milz-Tape wirkt gegen Verdauungsstörungen. Mit dem Finger-Handgelenksbeuger-Tape werden gleich mehrere wichtige Akupunkturpunkte stimuliert, die gegen Übelkeit wirken.

TCM-Ernährungs-Tipps: Ein bewährtes Mittel gegen Erbrechen und Übelkeit aus der Traditionellen Chinesischen Medizin ist Ingwer. Bereiten Sie sich dazu einen Ingwertee zu, den Sie warm trinken. Geben Sie einige Stückchen frischen Ingwer in einen halben Liter Wasser und lassen es ca. 20 Minuten köcheln. Probieren Sie den Ingwertee am besten einmal aus, wenn es Ihnen gutgeht. Geschmack und Schärfe sollten Ihnen angenehm sein.

Basistherapie

Cross-Tapes

Pe 6, KG 12, He 7

Aku-Tapes

Milz-Tape (Seite 38),
evtl. statt Pe 6 Finger-Handgelenksbeuger-Tape (Seite 64)

Basis

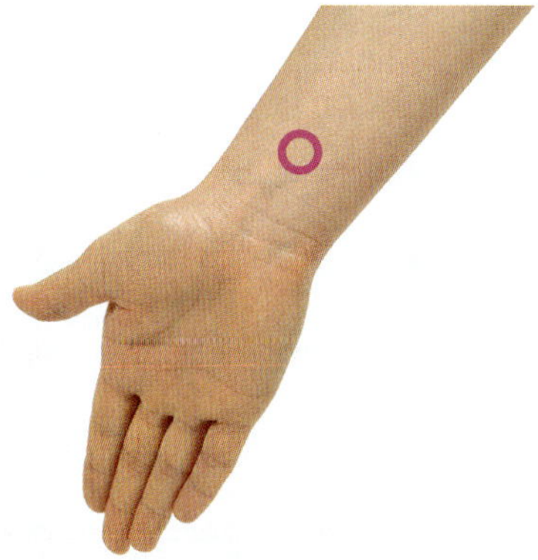

Pe 6

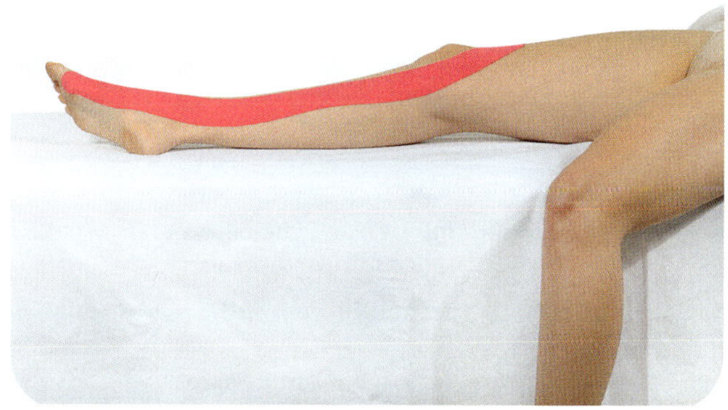

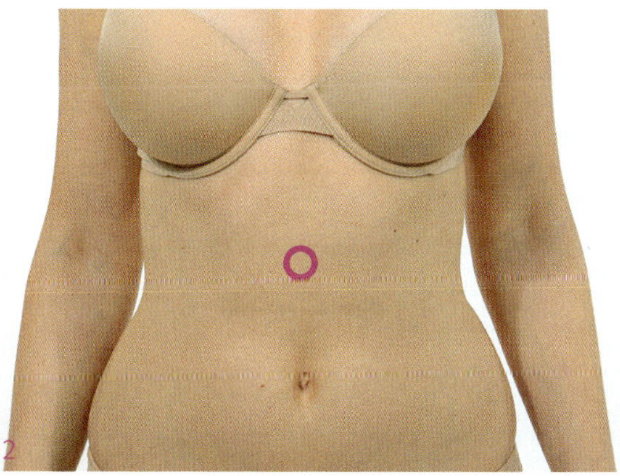

KG 12

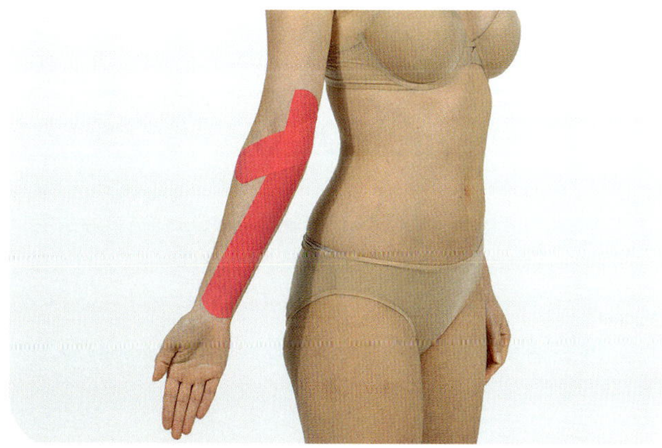

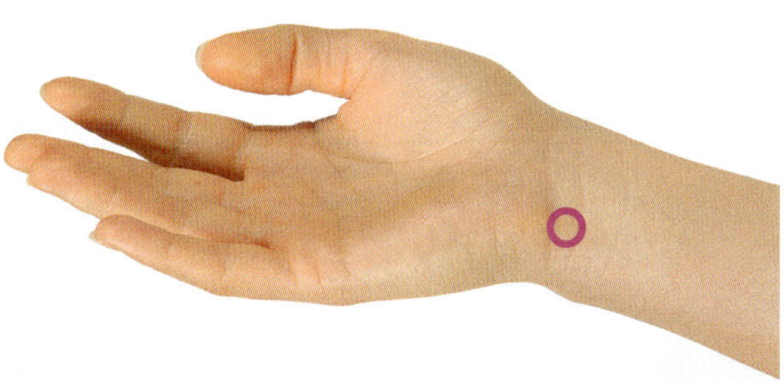

He 7

Erschöpfung

» Fühlen Sie sich erschöpft, schlapp und kraftlos? Um die richtige Behandlung zu finden, muss etwas genauer hingeschaut werden, denn Erschöpfung kann sowohl körperliche als auch seelische Auslöser haben.

Je nach Ursache und Begleiterscheinungen sind unterschiedliche Behandlungen angezeigt. Das Milz-Tape stellt – zur Stärkung der Mitte – die Basistherapie bei jeglicher Erschöpfung dar. Ist Ihre Erschöpfung stressbedingt und fühlen Sie sich frustriert, sollte der Funktionskreis der Leber harmonisiert werden (Cross-Tapes auf Le 3 und Gb 34). Gleiches gilt, wenn Sie unter emotionaler Unausgeglichenheit und einem Spannungsgefühl leiden (siehe Differenzierung 1). Bei tiefgreifender Erschöpfung könnte dagegen eine Regulierung des Nieren-Funktionskreises erforderlich sein (siehe Differenzierung 2).

TCM-Ernährung-Tipps: Bei jeder Art von Erschöpfung helfen Ihnen Kraft- und Meistersuppen, wieder zu Kräften kommen, z. B. eine selbst gemachte Hühnersuppe.

Basistherapie

Aku-Tapes

Milz-Tape (Seite 38)

Differenzierung 1

Ist Ihre Grundstimmung frustriert und verschlechtert sich Ihr Zustand bei Stress, so empfehlen sich diese Tapes. Gleiches gilt, wenn Sie unter emotionaler Dysbalance und einem Spannungsgefühl leiden.

Cross-Tapes

Le 3, Gb 34

Differenzierung 2

Bei tiefgreifender Erschöpfung, vor allem in höherem Lebensalter oder gleichzeitig bestehender Urogenitalerkrankung (z. B. Blasenentzündung), kann dagegen eine andere Behandlung wirkungsvoller sein.

Aku-Tapes

Nieren-Tape (Seite 42),
LWS-Tape (Seite 52)

Basis

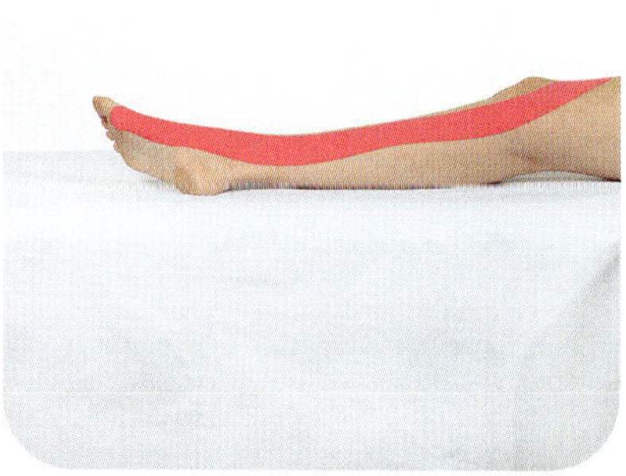

Differenzierung 1

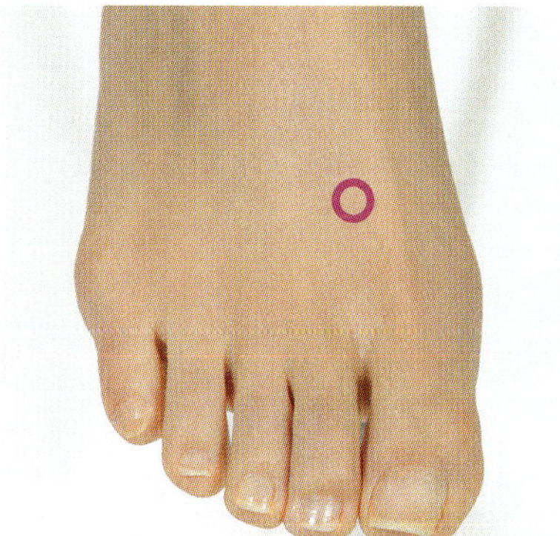
Le 3

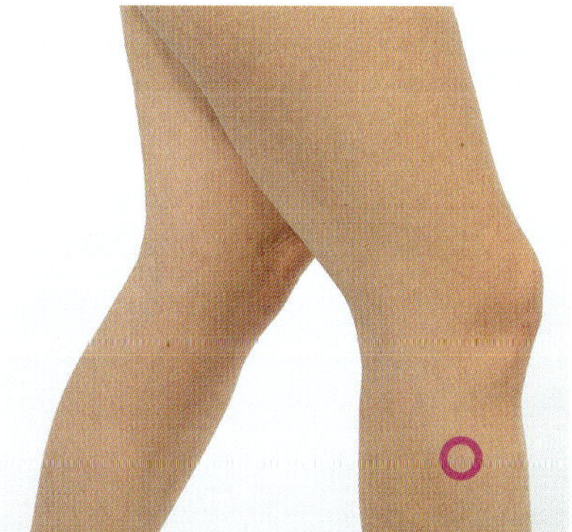
Gb 34

Differenzierung 2

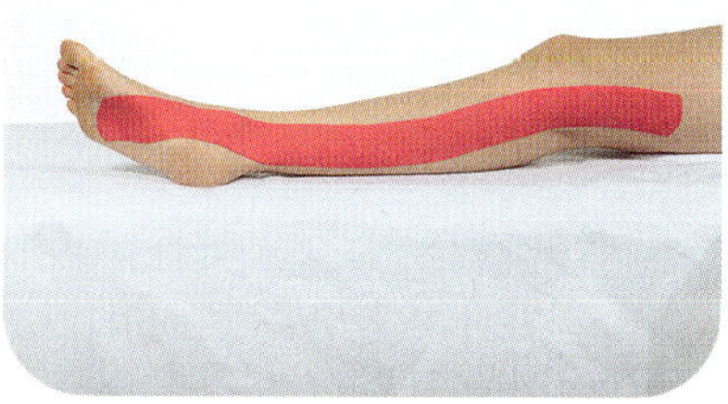

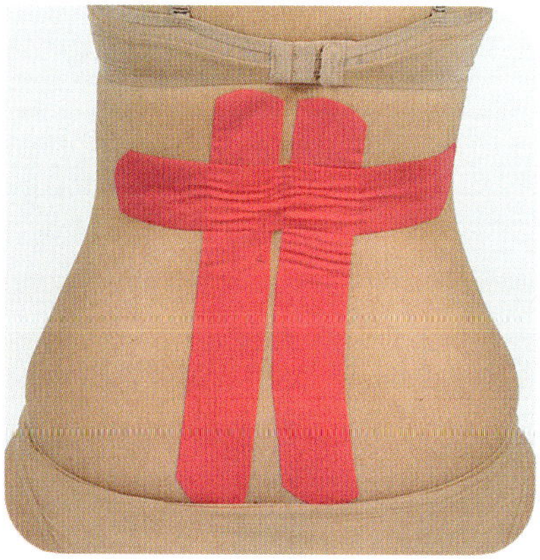

Depressive Verstimmung

» Bei Niedergeschlagenheit, Antriebslosigkeit und weiteren depressiven Symptomen, die Sie vorübergehend plagen, probieren Sie diese Tape-Anlagen aus.

Handelt es sich um eine diagnostizierte Depression, können Sie die Tapes in Absprache mit dem Behandler zusätzlich zur Psychotherapie und/oder medikamentösen Behandlung einsetzen. Die Tape-Anlage darf aber nie als Ersatz zum notwendigen Therapeuten-/Arztbesuch angesehen werden.

Den bei der Basistherapie genannten Punkt He 7 können Sie mit einem Cross-Tape versorgen und zusätzlich auch 3–4-mal pro Tag akupressieren. Dieser Punkt wird auch »Pforte der Geisteskraft« genannt, weil er Disharmoniemuster des Geistes reguliert.

Welche Aku-Tapes zur Behandlung einer depressiven Verstimmung am besten geeignet sind, richtet sich nach der Art der depressiven Verstimmung (siehe Differenzierungen).

Ist eine Frustration vorherrschend, bedarf es einer Regulierung des Leber-Funktionskreises; bei existenzieller Depression muss eher der Funktionskreis der Niere harmonisiert werden.

TCM-Ernährung-Tipps: Genau wie bei der Erschöpfung helfen bei Depression nach TCM-Sicht Kraft- und Meistersuppen sowie warme Nahrungsmittel.

Basistherapie

Aku-Tapes

Milz-Tape (Seite 38), BWS-Tape (Seite 54)

Cross-Tapes

He 7

Differenzierung 1

Sind Sie vor allem frustriert, weil bestimmte Dinge in Ihrem Leben nicht so laufen, wie Sie es gern möchte, so empfiehlt sich folgende Behandlung:

Cross-Tapes

Le 3, Gb 34

Differenzierung 2

Ist die depressive Verstimmung dagegen eher existenzieller Natur und hadern Sie mit dem Leben an sich, so sind dagegen andere Tapes angezeigt:

Cross-Tapes

Ni 3, Ni 6

Aku-Tapes

LWS-Tape (Seite 52)

Basis

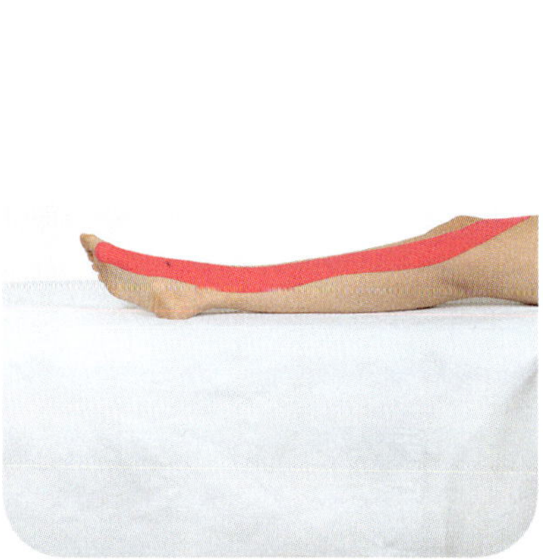

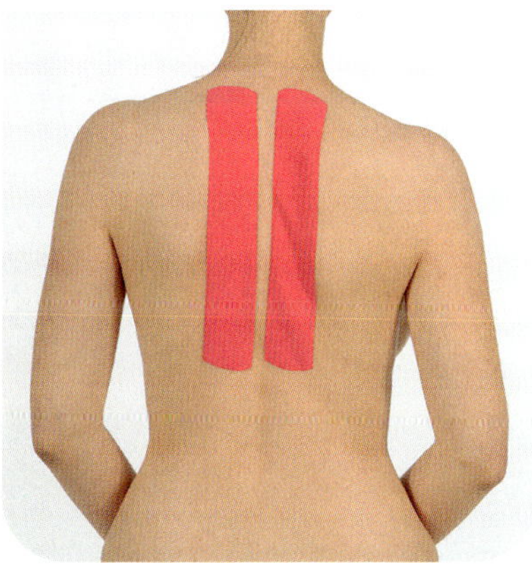

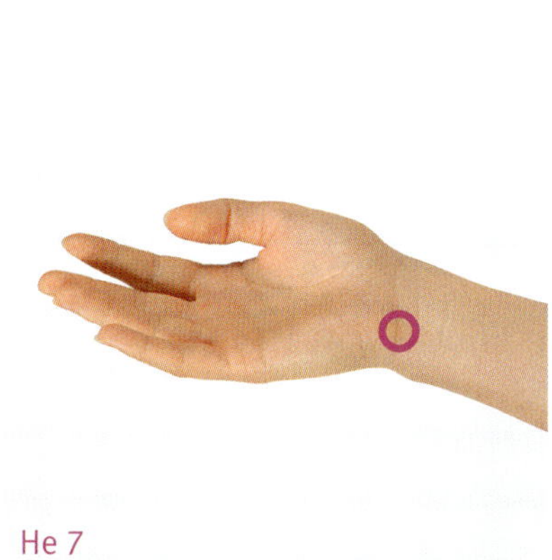

He 7

Differenzierung 1

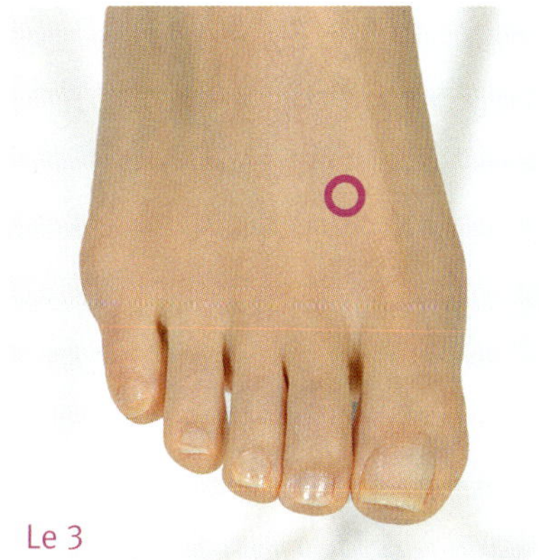

Le 3

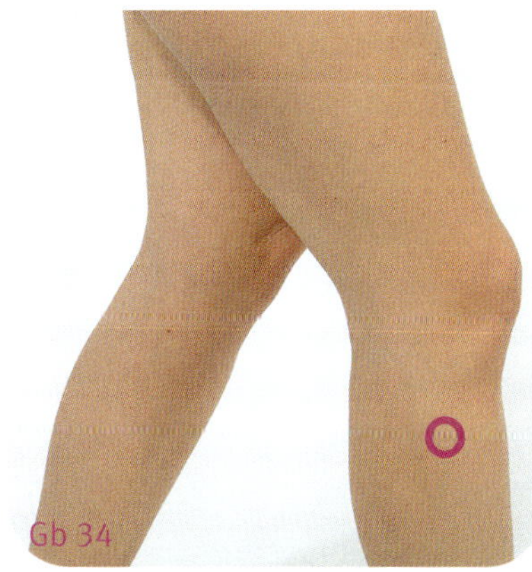

Gb 34

Differenzierung 2

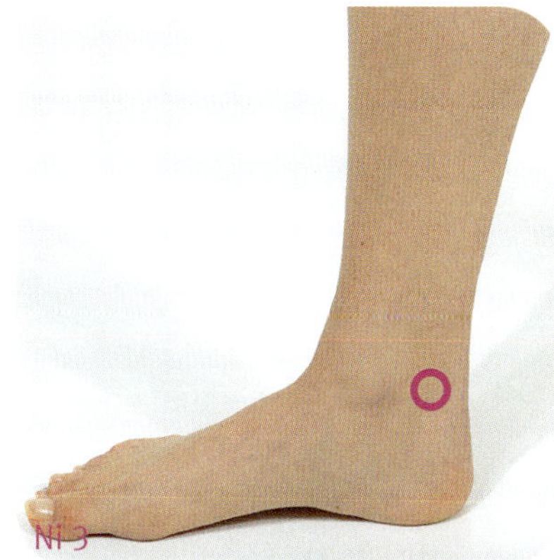

Ni 3

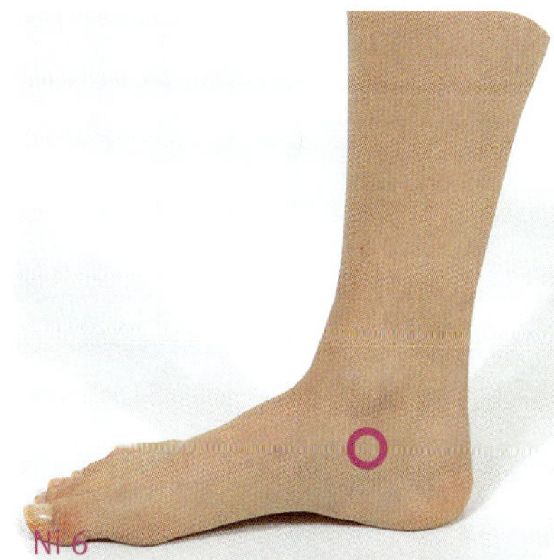

Ni 6

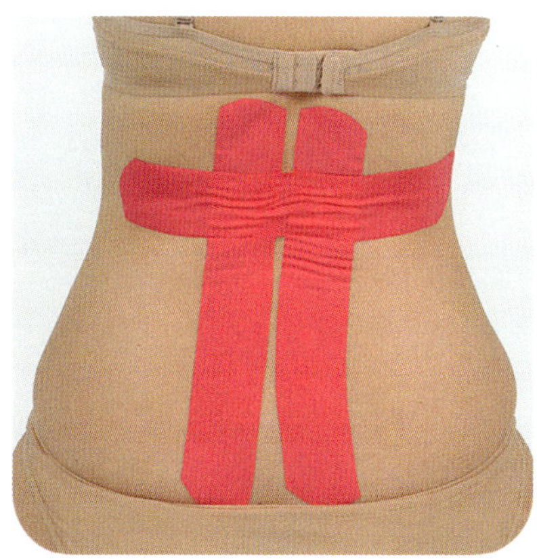

Funktionelle Herzbeschwerden

» Haben Sie öfters Herzklopfen und das Gefühl, Ihr Herz schlage sehr schnell oder unregelmäßig, obwohl es organisch gesund ist?

Das Herz sorgt für harmonischen Blutfluss bis in die Peripherie. Bei einer Herzdisharmonie kann es nach chinesischen Überlegungen zu funktionellen Herzbeschwerden kommen wie Palpitationen, Herzstichen, Arrhythmien und funktioneller Tachykardie. In diesen Fällen hat sich das Herz-Tape in Kombination mit dem BWS-Tape (Zustimmungspunkte (Seite 37)) bewährt. Da nach chinesischen Überlegungen die Leberspannung bei derartigen Beschwerden häufig auch mitverantwortlich ist, empfiehlt es sich, die Leberspannung zu regulieren. Dies erreichen wir durch das Tapen der Akupunkturpunkte Le 3 und Gb 34.

TCM-Ernährung-Tipps: Halten Sie sich beim Getreide an Grünkern, Dinkel und Roggen. Weniger gut geeignet sind aus TCM-Sicht dagegen Nahrungsmittel mit kühlem oder kalten Temperaturverhalten (z. B. Joghurt, Banane, Kiwi, Tomaten, Spargel, Wassermelone, aber auch Sojasauce!) und saure Nahrungsmittel.

Basistherapie

Aku-Tapes

Herz-Tape (Seite 44),
BWS-Tape (Seite 54)

Cross-Tapes

Le 3, Gb 34

Basis

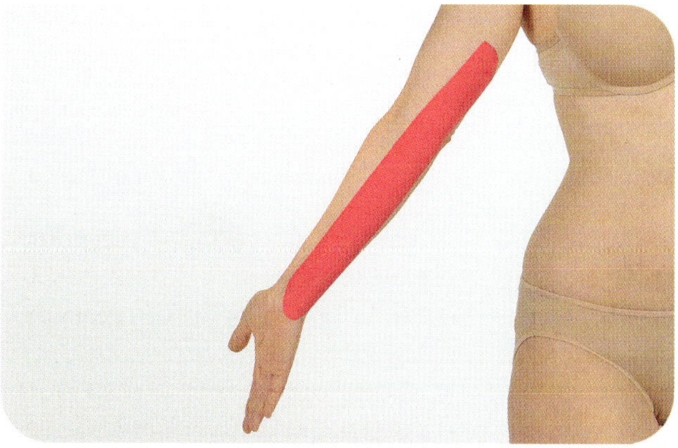

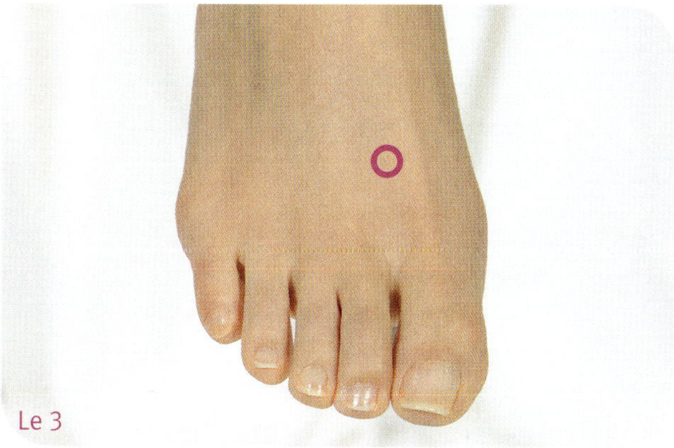

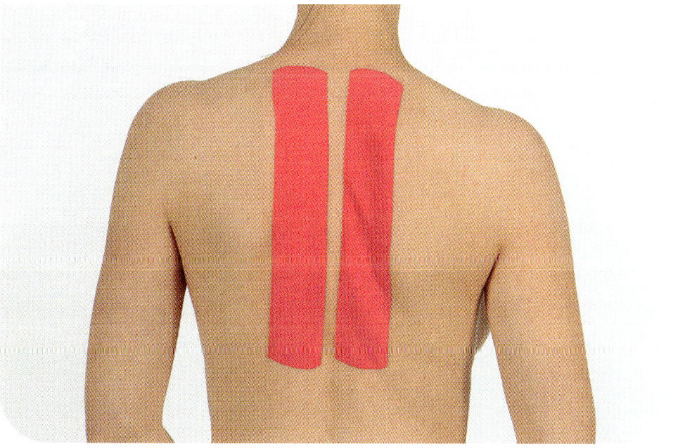

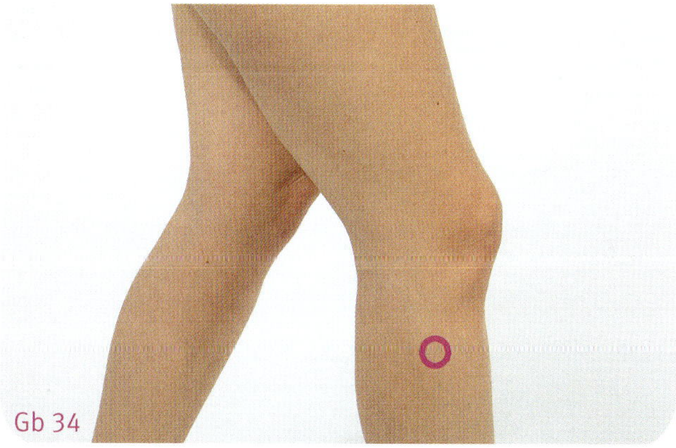

Kopf- und Nackenschmerzen

» Kopfschmerzen gehören zu den häufigsten Beschwerden überhaupt und können an verschiedenen Stellen auftreten (Schläfen, Hinterkopf, Auge, einseitig oder symmetrisch).

Zudem können Kopfschmerzen eine Reihe unterschiedlicher Auslöser haben und zahlreiche Begleitsymptome mitbringen. Um Kopfschmerzen wirkungsvoll zu behandeln, ist es daher nötig, sie differenziert zu betrachten (siehe Differenzierungen). Als Basistherapie werden Tapes am Nacken aufgeklebt, die die muskuläre Verspannung lindern und wichtige Akupunkturpunkte abdecken. Alle Cross-Tape-Punkte befinden sich an der Hand bzw. dem Unterarm und können daher auch zusätzlich im Akutfall sehr gut akupressiert werden. Di 4 ist dabei als herausragender, übergeordneter Schmerzpunkt einer der wichtigsten Akupunkturpunkte. Er kann bei Schmerzzuständen im Kopfbereich, aber auch des gesamten Körpers behandelt werden. Zu den Hauptindikationsbereichen für 3E 5 gehören Migräne und seitlicher Kopfschmerz.

Die genannten Tapes und Cross-Tapes können auch bei Kopf- und Nackenschmerzen während der Schwangerschaft und im Wochenbett angewendet werden.

Basistherapie

Aku-Tapes

HWS-Schulterblattheber-Tape (Seite 56)

Cross-Tapes

Di 4, Dü 3, 3E 5

Differenzierung 1

Ist Stress Auslöser für die Kopfschmerzen und werden die Schmerzen von Bauchkrämpfen und einem Spannungsgefühl begleitet, so steckt eine Störung im Funktionskreis Leber hinter den Beschwerden. Deshalb sollten sie mit dem folgenden Tape behandelt werden:

Aku-Tapes

Leber-Tape (Seite 40)

Differenzierung 2

Sind die Kopfschmerzen sehr intensiv und lokal fixiert, so steckt häufig nach chinesischen Überlegungen eine Blutstörung hinter diesen Beschwerden, was sich gut über eine Stärkung der Milz beeinflussen lässt.

Auch bei Kopfschmerzen, die mit Erschöpfung, Antriebsmangel, Niedergeschlagenheit und Grübeln einhergehen, sollte die Milz behandelt werden.

Aku-Tapes

Milz-Tape (Seite 38)

Basis

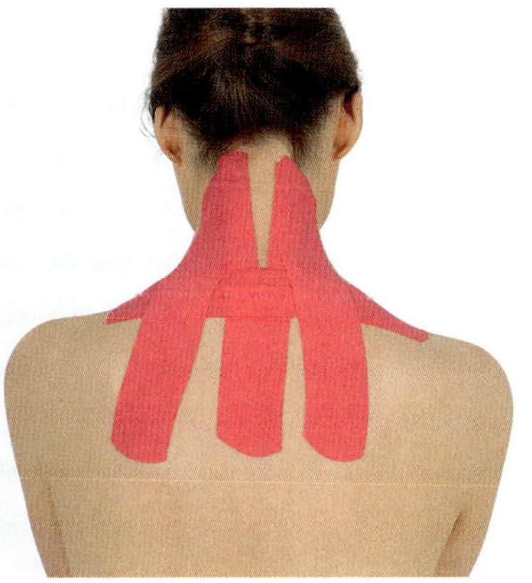

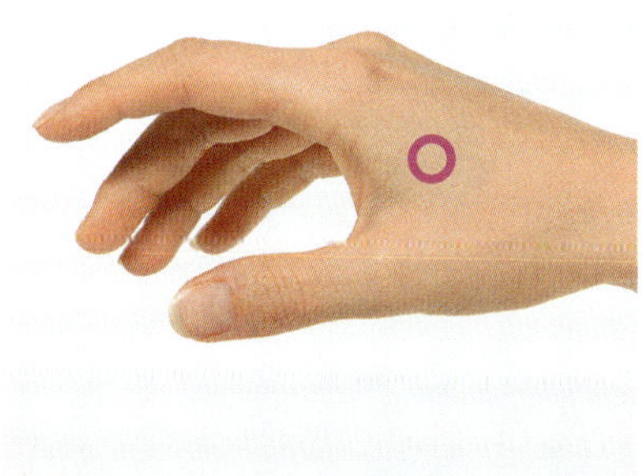

Di 4

Basis

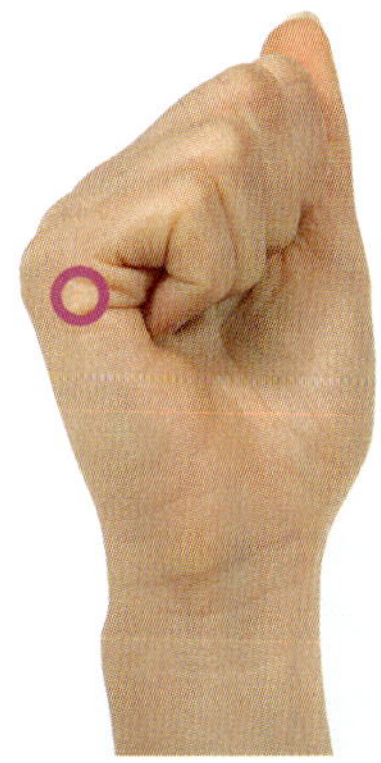

Dü 3

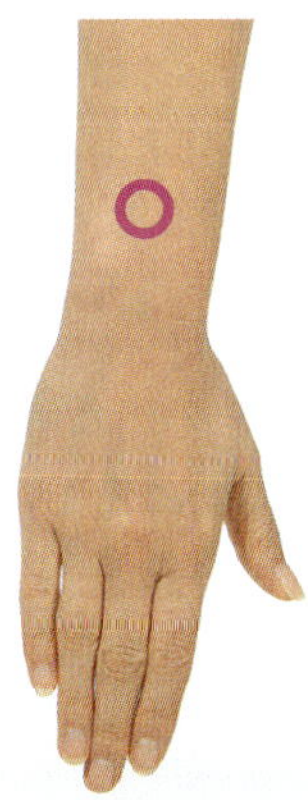

3E 5

Differenzierung 1

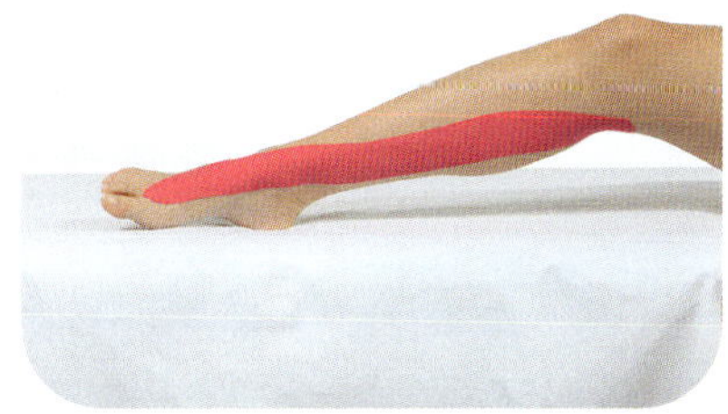

Differenzierung 2

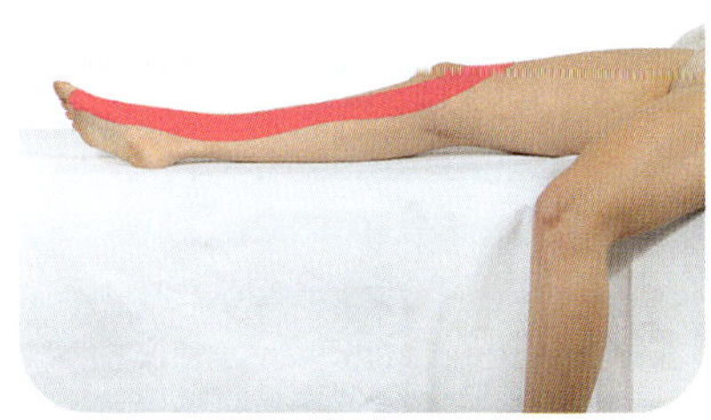

Kreuzschmerzen

» Schmerzen im Bereich der Lendenwirbelsäule sind häufig; oft ist dabei die Rückenmuskulatur verkrampft und die Bewegungsfähigkeit (Drehung und Seitneigung) eingeschränkt.

Wenn es Sie wieder einmal erwischt hat, z. B. nach stundenlanger Gartenarbeit, oder Sie es schon länger im Kreuz haben, lassen Sie sich das LWS-Tape und das Kreuzdarmbeingelenk-Tape kleben. Das sind beides bewährte Tape-Anlagen, die Ihnen rasch Linderung verschaffen müssten. Natürlich können Sie diese Tapes auch vorbeugend verwenden, damit es bei bestimmten Belastungen gar nicht erst zu Kreuzschmerzen kommt.

TCM-Ernährung-Tipps: Hier wird differenziert. Bei chronischem Krankheitsverlauf und Erschöpfung sowie begleitenden Urogenitalerkrankungen sind frisches Obst und Gemüse nicht geeignet. Günstig wirken dagegen die Getreidesorten Hirse, Mais, Quinoa und Reis. Beim Fleisch sollten Sie sich an Lamm, Salami, Schinken, Huhn oder Hirsch halten. Ebenfalls gut für Sie sind Rosinen und Walnüsse sowie Meister- und Kraftsuppen mit einer Mischung aus wärmenden Gewürzen, Gemüse- und Fleischsorten. Wenn Ihre chronischen Kreuzschmerzen mit Nachtschweiß und deutlicher Trockenheitssymptomatik einhergehen, sind Fisch und Meeresfrüchte sehr geeignet. Beim Getreide empfiehlt die TCM Gerste und Weizen, beim Gemüse Chinakohl und Gurke. Ebenfalls gut sind Ananas, Weintrauben und Wassermelonen. Meiden sollten Sie dagegen heiße und scharfe Lebensmittel.

Basistherapie

Aku-Tapes

LWS-Tape (Seite 52), Kreuzdarmbeingelenk-Tape (Seite 58), beidseits

Cross-Tapes

Di 4, Dü 3

Basis

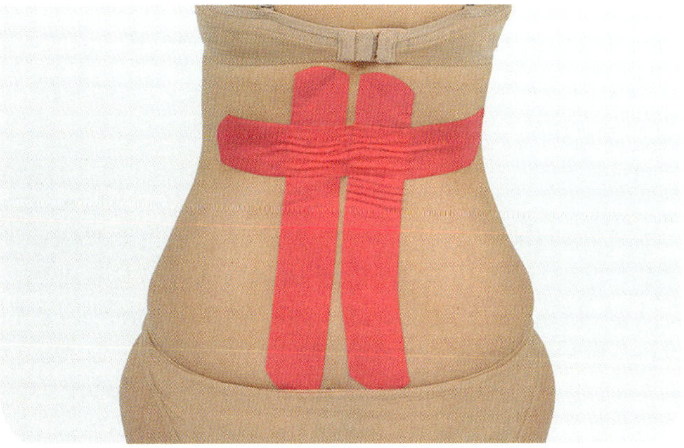

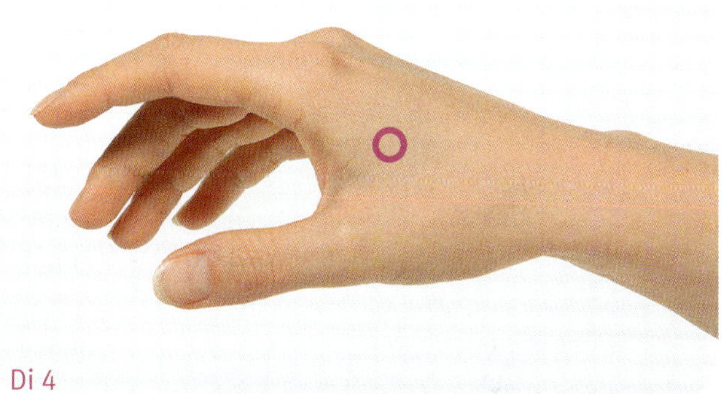

Di 4

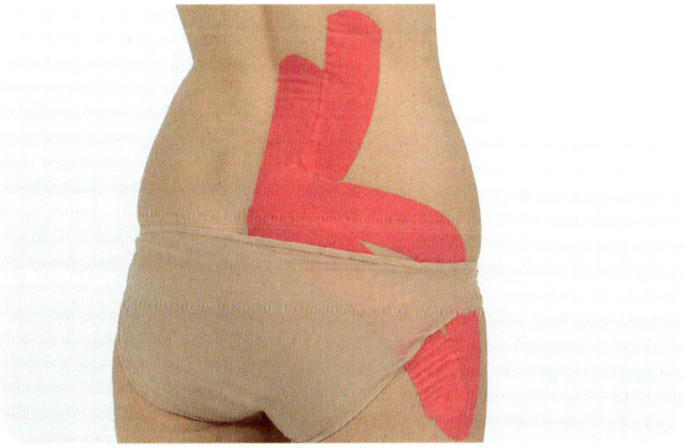

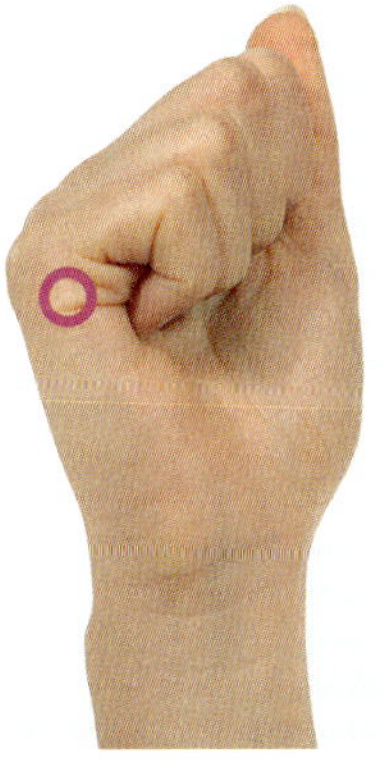

Dü 3

Lebensmittelunverträglichkeiten

» Häufige Lebensmittelunverträglichkeiten sind Laktose-Intoleranz, also die mangelhafte Aufspaltung des Milchzuckers, und Fructose-Malabsorption, bei der Fruchtzucker im Dünndarm nur unzureichend aufgenommen wird.

In beiden Fällen gelangen diese Zuckerstoffe in den Dickdarm und dienen dort ungünstigen Bakterien als Nahrung, was zu Durchfall, Blähungen und anderen Verdauungsbeschwerden führen kann. Auch Unverträglichkeitsreaktionen auf verschiedene Brot- bzw. Getreidebestandteile sind möglich.

Bei Verdauungsstörungen liegt nach TCM-Sicht eine Milz-Disharmonie vor, denn die Milz ist für die Umwandlung der reinen Nahrungsbestandteile in Nahrungs-Qi verantwortlich. Neben dem Milz-Tape sollte auch das Lungen-Tape geklebt werden. Die Kombination dieser beiden Tapes hat sich bewährt.

TCM-Ernährung-Tipps: Wenn Sie unter Nahrungsmittelunverträglichkeiten leiden, verzichten Sie auf Milchprodukte, Weizen, Zucker und andere bekannte unverträgliche Nahrungsmittel oder Inhaltsstoffe. Bevorzugen Sie generell Nahrungsmittel mit warmem Temperaturverhalten. So empfiehlt sich morgens zum Beispiel ein warmer Hirsebrei mit gedünstetem Obst. Weniger gut ist dagegen Rohkost. Beim Getreide sollten Sie sich an Hirse, Dinkel, Hafer und Reis halten (sofern Sie es vertragen), beim Gemüse rät ihnen die Traditionelle Chinesische Medizin zu Fenchel, Kürbis, Paprika, Rettich, Lauch oder Kartoffeln. Günstige Obstsorten sind Aprikosen, Kirschen, Rosinen, Datteln und Weintrauben (allerdings nicht bei Fructose-Malabsorption).

Basistherapie

Aku-Tapes

Milz-Tape (Seite 38),
Lungen-Tape (Seite 46),
BWS-Tape (Seite 54)

Cross-Tapes

KG 17

Basis

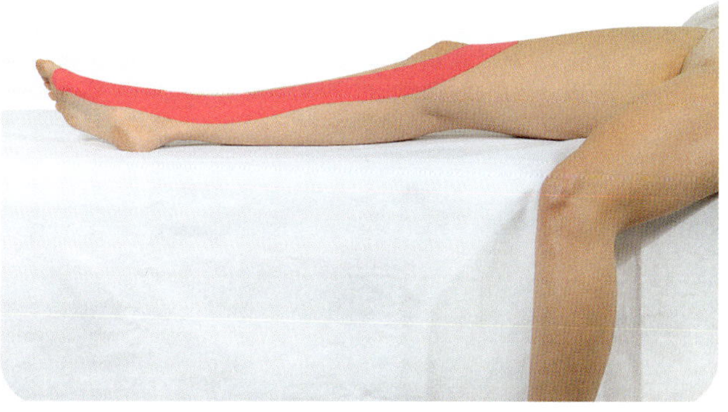

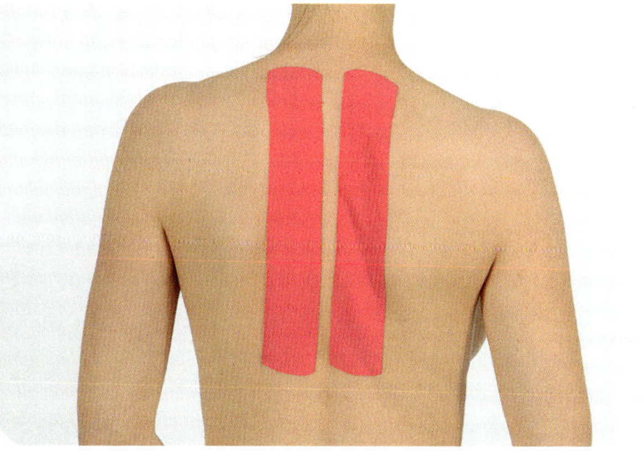

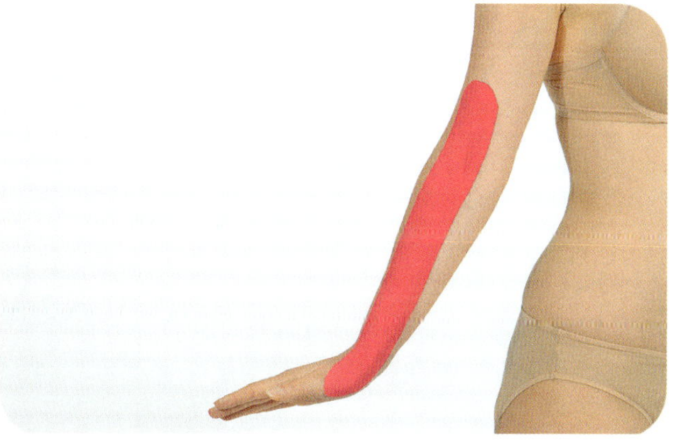

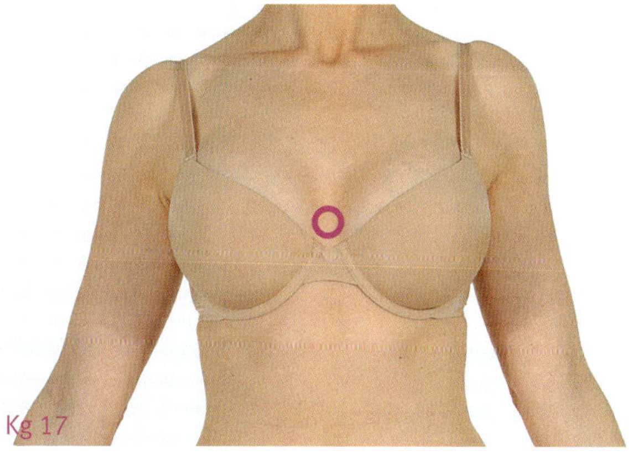

Prämenstruelles Syndrom (PMS)

» Viele Frauen leiden an den »Tagen vor den Tagen« an den unterschiedlichsten Beschwerden, die die Medizin unter dem Begriff »prämenstruelles Syndrom« (PMS) zusammenfasst.

Zu den körperlichen Symptomen können hier unter anderem Gewichtszunahme durch Wassereinlagerungen im Gewebe, Kopfschmerzen, Übelkeit sowie Spannungen oder Empfindlichkeit der Brüste gehören. Seelische Symptome sind zum Beispiel Stimmungsschwankungen, Reizbarkeit oder grundloses Weinen. Nach chinesischen Überlegungen handelt er sich beim PMS meist um eine »Leberstörung«, das heißt: Der Energiefluss in der Leber-Funktionskreis ist gestört.

TCM-Ernährungs-Tipps: Die TCM empfiehlt Frauen, die unter PMS leiden, die Getreidesorten Grünkern, Dinkel und Roggen. Ebenfalls empfehlenswert sind scharfe und wärmende Lebensmittel, vor allem Lauch, Fenchel, und Zwiebeln. Meiden sollten Sie dagegen kalte und saure Nahrungsmittel wie Sauerkraut, Zitrone, Sauerkirsche, saure Sahne oder Rhabarber. Alkohol sollte nur in geringen Mengen konsumiert werden, denn in höheren Dosierungen kann er die Beschwerden deutlich verschlechtern.

Basistherapie

Aku-Tapes

BWS-Tape (Seite 54),
Leber-Tape (Seite 40)

Cross-Tapes

Di 4

Differenzierung

Leiden Sie zusätzlich zum PMS an Erschöpfung, Verdauungsbeschwerden oder Übergewicht, so liegt häufig eine Milzstörung vor. Entsprechend sollte dann die Milz mit Tapes gestärkt werden.

Aku-Tapes

Milz-Tape (Seite 38)

oder

Cross-Tapes

Mi 6, Ma 36

Basis

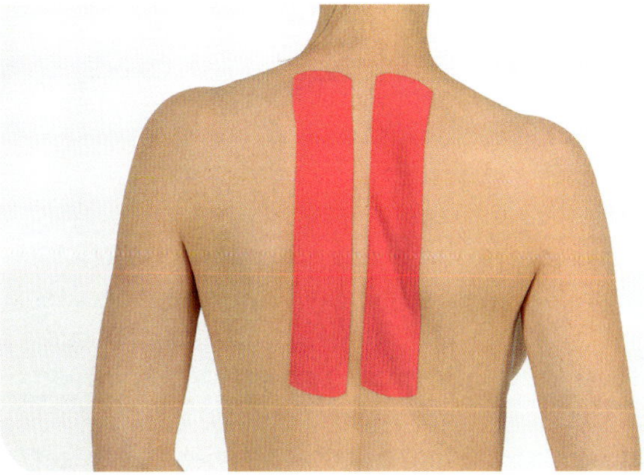

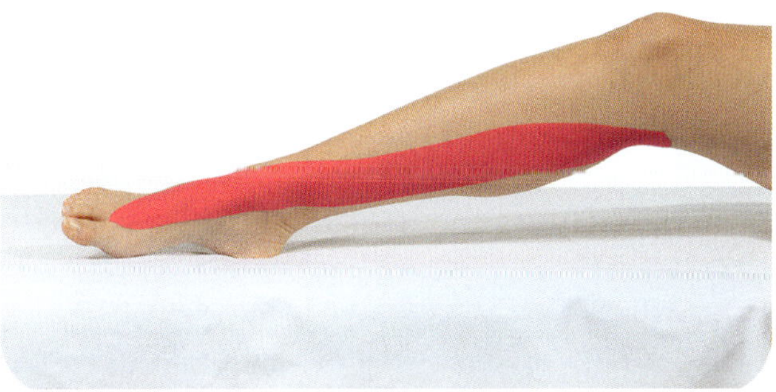

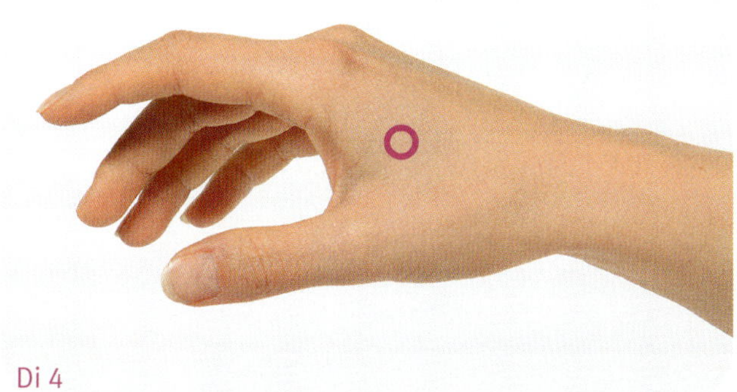

Di 4

Differenzierung

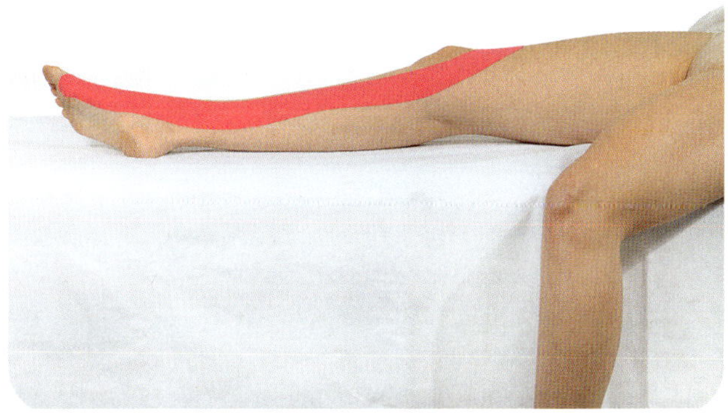

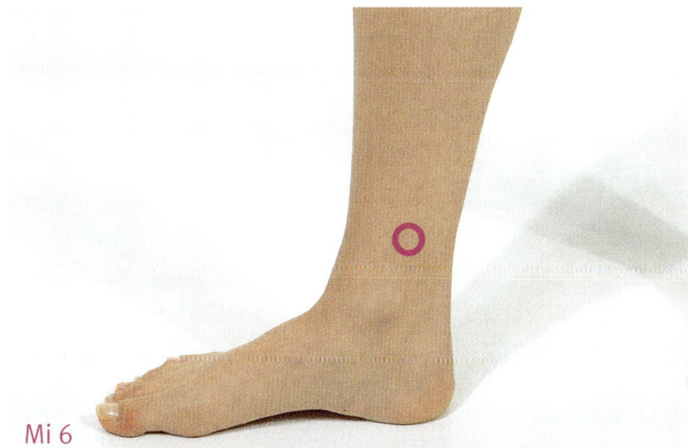

Mi 6

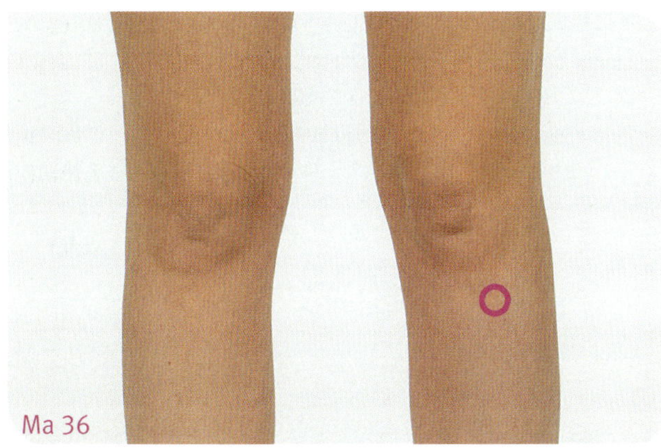

Ma 36

Regelbeschwerden (Menstruationsbeschwerden)

» Werden Sie mit schöner Regelmäßigkeit von heftigen Bauchkrämpfen heimgesucht, wenn Sie Ihre Menstruation haben? Hier kann Aku-Taping sehr gut Linderung verschaffen.

Die genannten Aku-Tapes für die Basistherapie wirken sowohl körperlich unterstützend am Rücken und Bauch als auch energetisch regulierend, indem die entsprechenden Akupunkturpunkte stimuliert werden. Ob zusätzlich eher der Leber- oder der Nieren-Funktionskreis reguliert werden muss, hängt von der Schmerzcharakteristik und den Begleitumständen der Blutung ab, wie in den Differenzierungen beschrieben.

TCM-Ernährung-Tipps: Bei druckschmerzhaften Beschwerden vor und während der Regelblutung rät die TCM zu den Getreidesorten Grünkern, Dinkel und Roggen. Ebenfalls günstig sind gekeimte Sprossen und grüne Bohnen. Generell sind neutrale und warme Lebensmittel zu bevorzugen. Verzichten sollten Sie dagegen auf kalte und saure Nahrungsmittel, ebenso auf zu viel Fett. Ungünstig ist auch, zu schnell und zu viel zu essen. Bei der zweiten Differenzierung bevorzugen Sie warme Mahlzeiten und verzichten auf Rohkost. Gut ist auch Hühnerkraftsuppe. Bei Getreide sind Hirse, Hafer oder Reis zu empfehlen, bei den Gewürzen Ingwer, Knoblauch und Vanille.

Basistherapie

Aku-Tapes

LWS-Tape (Seite 52),
KG-Tape (Seite 50) vom Oberrand des Schambeins (KG 3) bis unterhalb des Bauchnabels (KG 8). Ein weiteres kurzes Aku-Tape horizontal vom Oberrand des Schambeins nach links und rechts bis in die Leistenregion kleben.

Differenzierung 1

Treten die Schmerzen eher vor und während der Regelblutung auf und ist der Bauch druckempfindlich, so können die folgenden Tapes helfen. Gleiches gilt auch, wenn die Blutung dunkelrot und klumpig ist.

Aku-Tapes

Leber-Tape (Seite 40)

oder

Cross-Tapes

Le 3, Gb 34

Differenzierung 2

Treten die Schmerzen dagegen eher während und nach der Regelblutung auf und Druck lindert den Schmerz, so sollten die folgenden Tapes eingesetzt werden. Dies gilt auch, wenn die Blutung eher schwach und heller ist, ebenso bei Erschöpfung und chronischer Belastung.

Aku-Tapes

Milz-Tape (Seite 38)

Cross-Tapes

Di 4

Basis

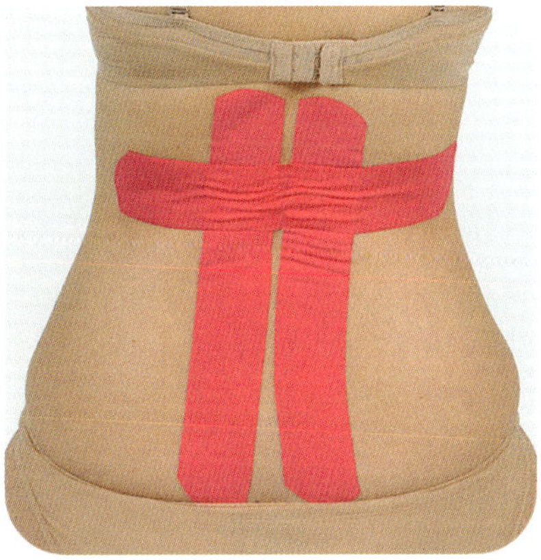

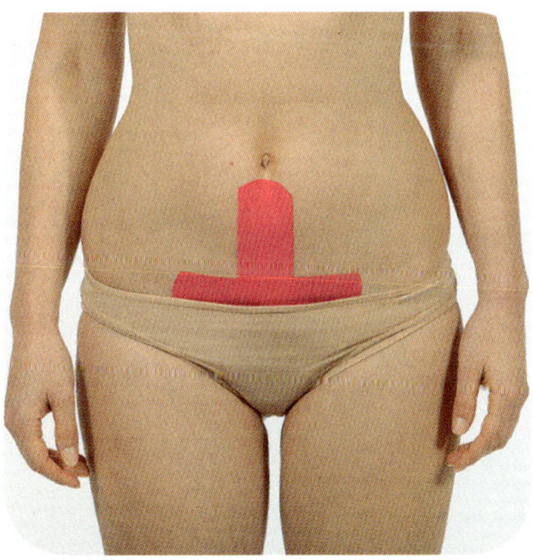

Differenzierung 1

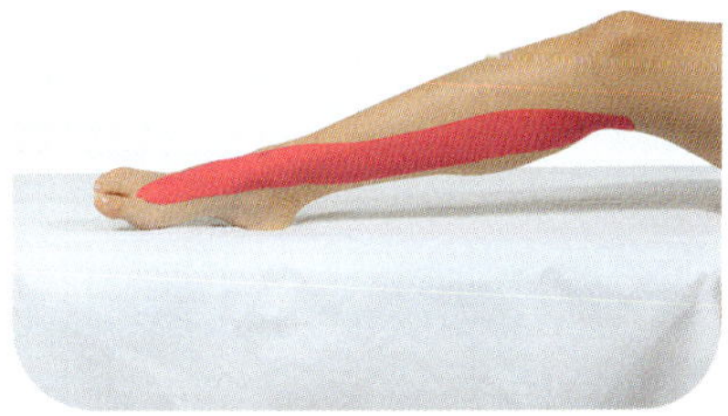

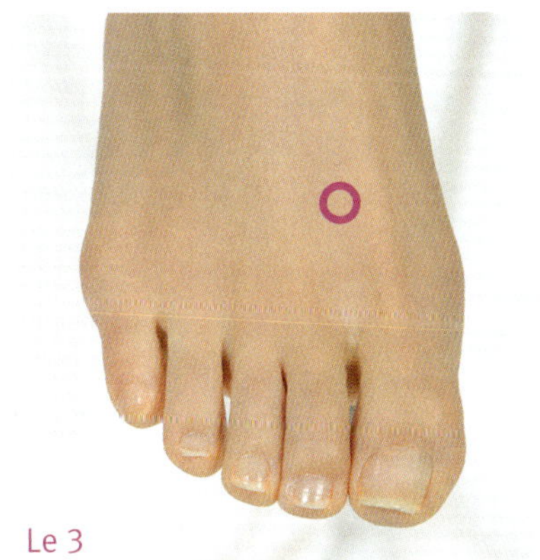

Le 3

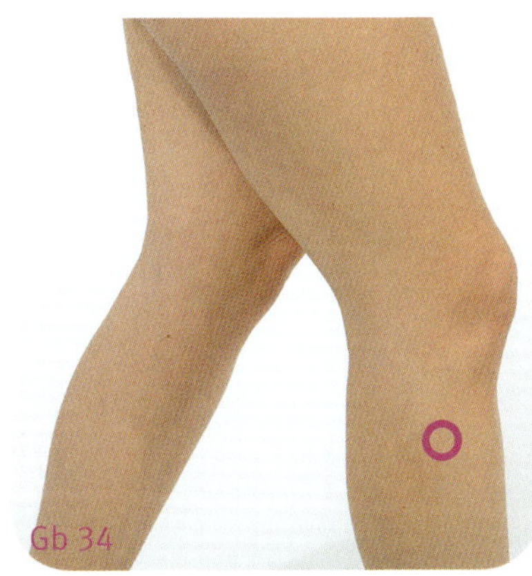

Gb 34

Differenzierung 2

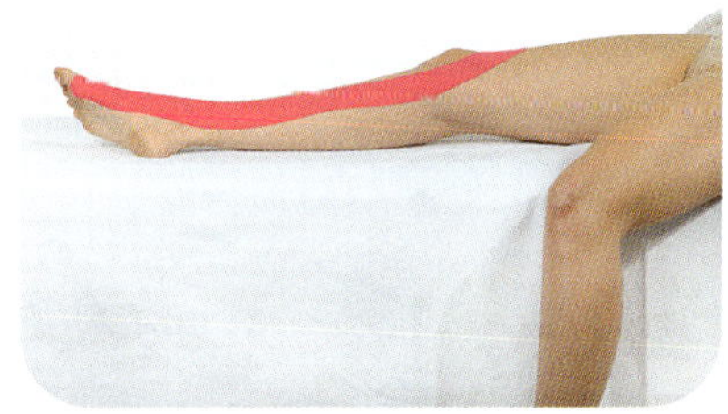

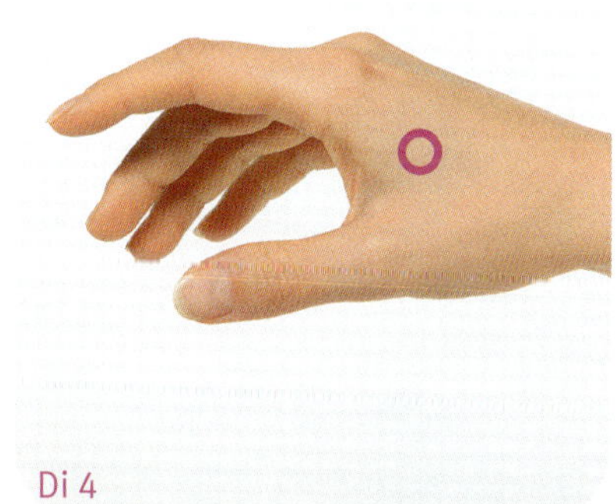

Di 4

Reizblase

» Sie verspüren häufig einen starken Harndrang und müssen auf die Toilette gehen, die Urinmengen sind jedoch gering. Das kann ausgesprochen lästig sein.

Die Blase kann sich auch ohne organische Erkrankung sehr störend bemerkbar machen und gereizt reagieren, was durchaus mit Stress oder psychischer Belastung zusammenhängen kann.

In der Traditionellen Chinesischen Medizin heißt es: Die Nieren regieren das Wasser. Die Nieren unterstützen die Blase im Halten der Flüssigkeiten. Eine Reizblase wird als Disharmoniesymptom der Nieren angesehen; weshalb das Nieren-Tape geklebt werden sollte. Das KG-Tape wird auf das Konzeptionsgefäß vom Oberrand des Schambeins (KG 3) bis unterhalb des Bauchnabels (KG 8) aufgetragen. Das stärkt die Nieren- und Blasenfunktion insgesamt, wobei KG 3 der sogenannte Alarmpunkt der Blase ist: Bei akuten Blasenstörungen ist er druckschmerzhaft. KG 3 ist ein Akupunkturpunkt, der vor allem bei Funktionsstörungen der Blase behandelt wird und die Blase unterstützt und stärkt.

TCM-Ernährung-Tipps: Frauen, die zusätzlich zu ihrer Reizblase an emotionaler Dysbalance und Stress leiden, rät die Traditionelle Chinesische Medizin zu den Getreidesorten Grünkern, Dinkel und Roggen. Weniger gut sind dagegen kühle Lebensmittel.

Basistherapie

Aku-Tapes

Nieren-Tape (Seite 42),
KG-Tape (Seite 50) vom Oberrand des Schambeins (KG 3) bis unterhalb des Bauchnabels (KG 8),
LWS-Tape (Seite 52)

Cross-Tapes

Le 3, Gb 34, Lu 7

Basis

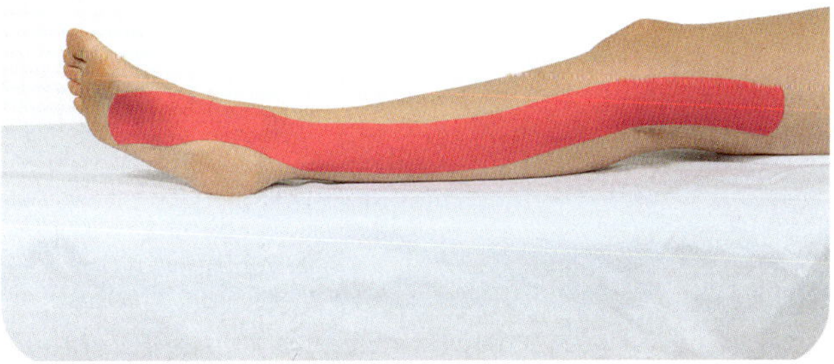

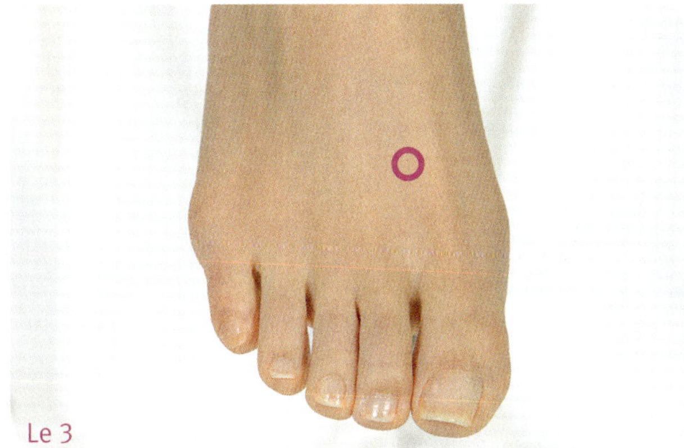

Le 3

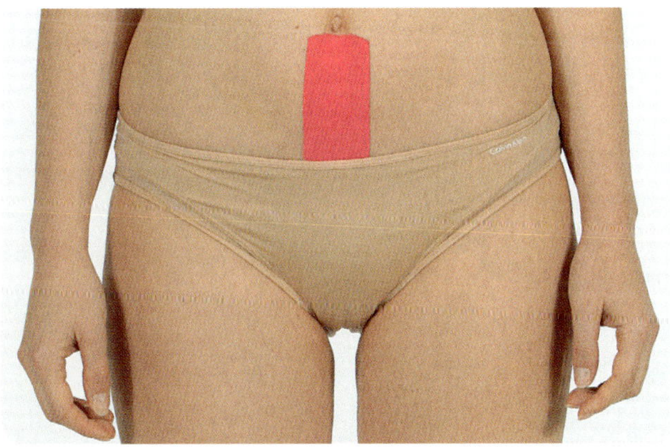

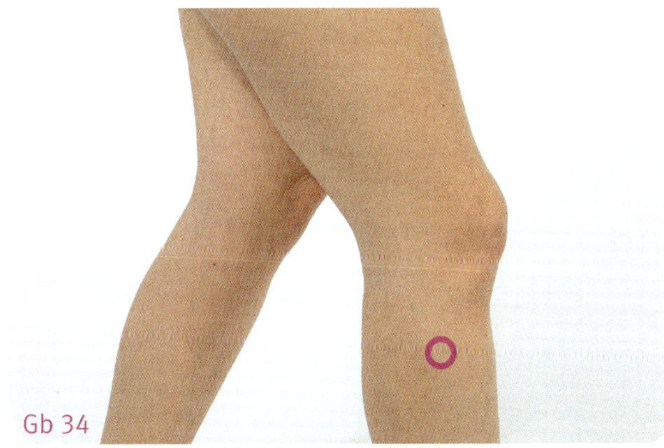

Gb 34

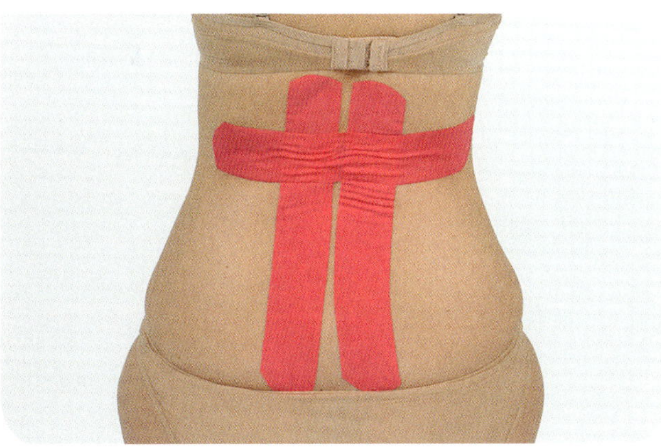

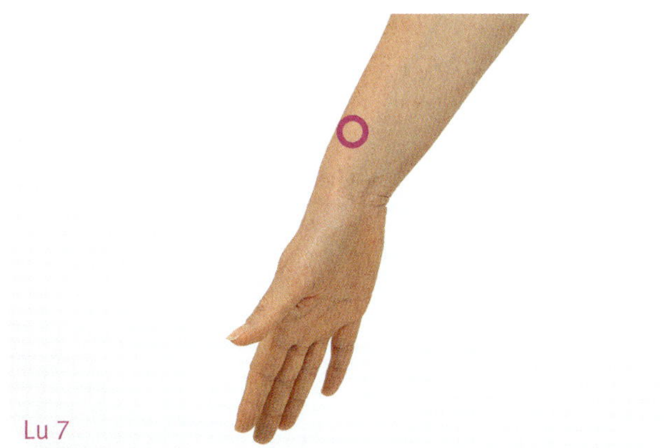

Lu 7

Reizmagen

» Schlagen Ihnen Ärger oder Stress gleich auf den Magen? Macht sich Ihr Magen häufig durch Schmerzen, Völlegefühl, Krämpfe oder Sodbrennen bemerkbar, obwohl er organisch o. k. ist?

Da sich durch die genannten Symptome auch ernste Erkrankungen, wie ein Magengeschwür, bemerkbar machen können, müssen diese auf jeden Fall medizinisch abgeklärt werden.

Mit dem Magen-Tape behandeln Sie alle wichtigen Akupunkturpunkte auf der Magen-Leitbahn; dieses können Sie bei Magenbeschwerden ganz allgemein verwenden, ohne dass näher differenziert werden müsste. Das KG-Tape dient der allgemeinen Yin-Stärkung und bedeckt auch den Alarmpunkt des Magens KG 12. Dieser Punkt wird bei Verdauungsstörungen und Funktionsstörungen des Magens, auch wenn sie psychosomatischer Natur sind, behandelt.

TCM-Ernährung-Tipps: Die Traditionelle Chinesische Medizin empfiehlt bei einem Reizmagen, regelmäßig zu essen. Am besten nehmen Sie häufig kleine, warme und süße Mahlzeiten zu sich. Wer zusätzlich unter Sodbrennen leidet, sollte sich an kühle Lebensmittel halten. Wie wäre es mit einem Brei aus den »kühlen« und »süßen« Getreidearten Weizen, Gerste oder Amaranth?

Basistherapie

Aku-Tapes

Magen-Tape (Seite 48),
KG-Tape (Seite 50) von oberhalb des Bauchnabels bis in den Rippenbogen

Cross-Tapes

Le 3, Gb 34

Basis

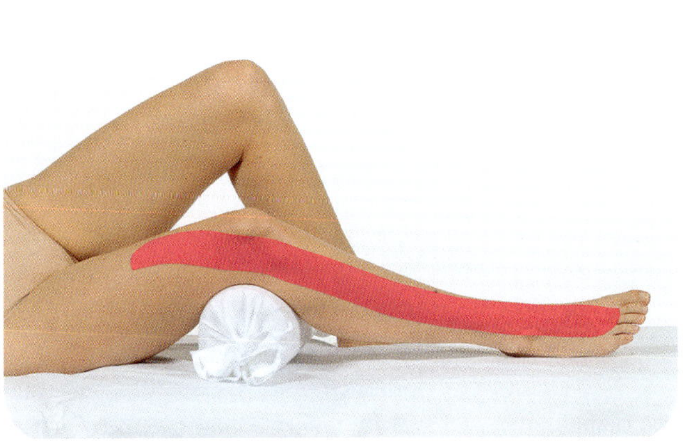

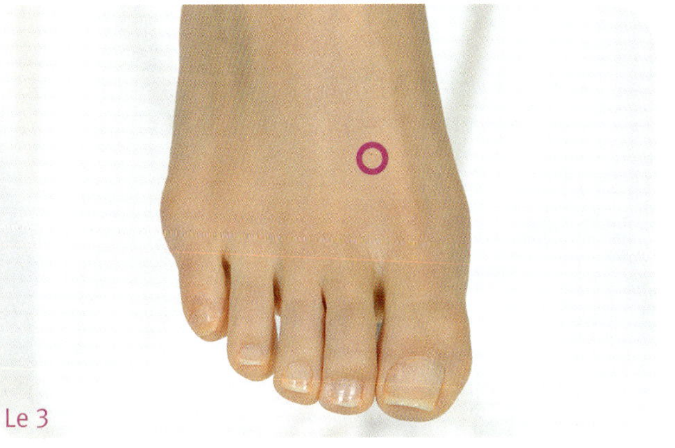

Le 3

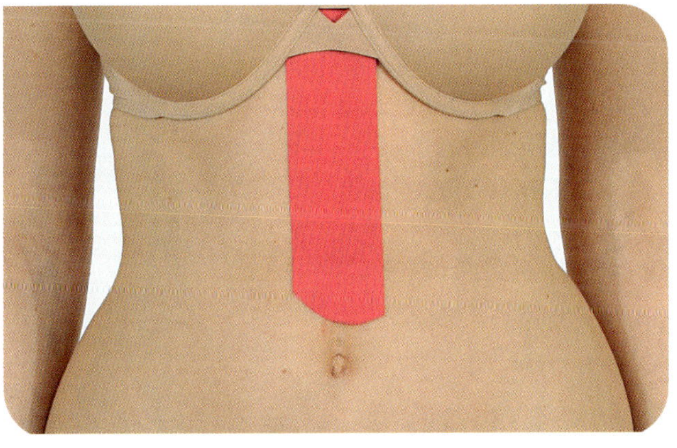

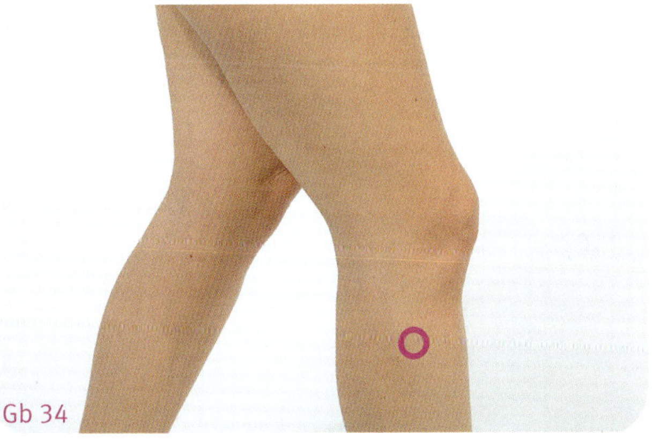

Gb 34

Reizdarm

» Einen empfindlichen Darm zu haben, der auf alle möglichen Lebensmittel, aber auch auf stressige Lebensumstände mit schmerzhaften Blähungen oder Durchfall reagiert, kann einem vieles verleiden.

Nach TCM-Überlegungen herrscht die Milz über Umwandlung und Transport. Sie ist u. a. für die Umwandlung der reinen Nahrungsbestandteile in Nahrungs-Qi verantwortlich und sie kontrolliert das aufsteigende Qi; Verdauungsstörungen wie Durchfall (aber auch Verstopfung) oder Blähungen gelten als Disharmoniesymptome der Milz.

Als Basis-Tape ist das Milz-Tape die richtige Wahl. Die Leber reguliert den Qi-Fluss in den Verdauungsorganen; als Disharmoniesymptome der Leber gelten Verdauungsstörungen, die mit Spannung und Schmerz (den beiden typischen Lebersymptomen) einhergehen. Mit den genannten Cross-Tapes können Sie den Leber-Funktionskreis regulieren.

TCM-Ernährung-Tipps: Wenn Sie einen Reizdarm haben, empfiehlt es sich, ganz bewusst zu essen; ziehen Sie warme Gerichte vor und essen z. B. auch schon zum Frühstück einen warmen Hirse- oder Haferbrei. Gut sind auch Kraft- und Meistersuppen; Rohkost ist dagegen eher ungeeignet. Zum Mittag sind Reis- oder Maisgerichte zu empfehlen.

Basistherapie

Aku-Tapes

Milz-Tape (Seite 38)

Cross-Tapes

Le 3, Gb 34

Differenzierung

Bei frühmorgendlichem Durchfall sollten Sie zusätzlich zu folgendem Tape greifen:

Aku-Tapes

LWS-Tape (Seite 52)

Basis

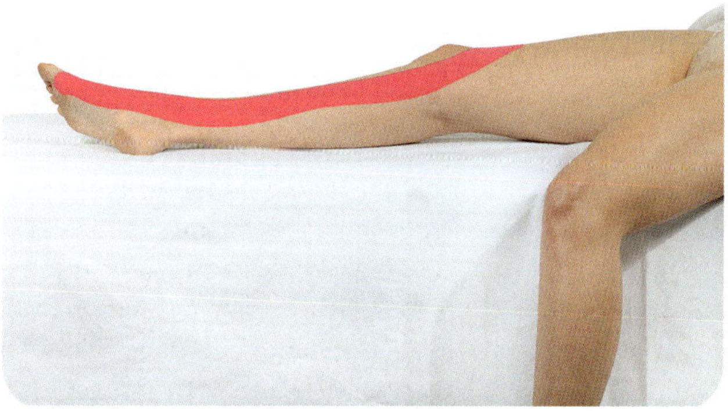

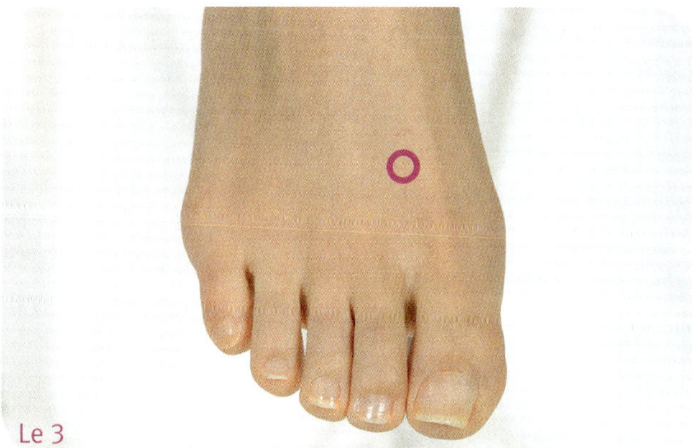

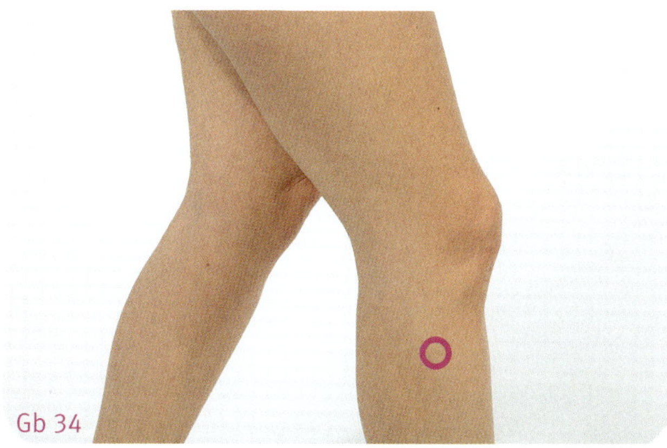

Differenzierung

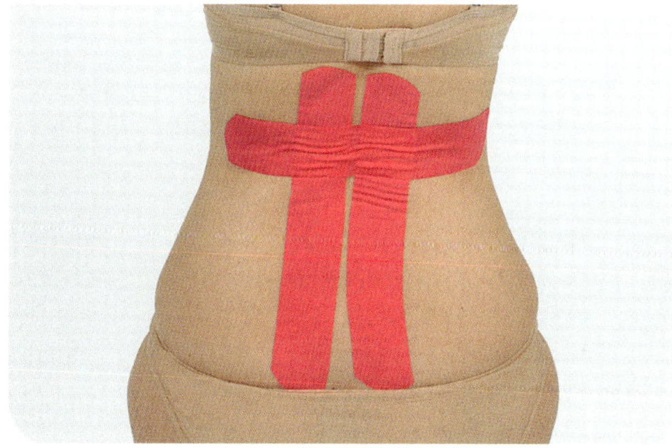

Schlafstörungen

» Sie sind eigentlich müde und groggy, wälzen sich aber dennoch schlaflos im Bett hin und her? Das Aufstehen am nächsten Morgen fällt Ihnen entsprechend schwer?

Gemäß Traditioneller Chinesischer Medizin beherbergt das Herz den Geist (Shen). Daher sorgt der Funktionskreis des Herzens für geistige Klarheit, ein gutes Gedächtnis und einen erholsamen Schlaf. Disharmoniesymptome des Herzens sind entsprechend Konzentrationsstörung, Verwirrung, Hektik, Ein- und Durchschlafstörungen sowie unruhige Träume. Kleben Sie bei Schlafstörungen für einige Tage das Herz-Tape und die beiden Cross-Tapes auf (und wiederholen die Behandlung gern nach einigen Tagen, wenn erforderlich). Le 3 und Gb 34 regulieren den Funktionskreis der Leber, denn oft sind es Ärger und Anspannung des Tages, die wir mit ins Bett nehmen und die uns nicht schlafen lassen. Ob und welche weitere TCM-Unterstützung benötigt wird, hängt von den Umständen und Begleitsymptomen ab (siehe Differenzierungen). Schlafstörungen, die während der Schwangerschaft oder im Wochenbett auftreten, werden auf die gleiche Weise behandelt.

Achten Sie auch auf eine gute Schlafhygiene: Essen Sie nicht zu spät, machen Sie einen kleinen Abendspaziergang oder etwas anderes zur Entspannung; verzichten Sie auf abendliches Arbeiten oder Spiele am Bildschirm; sorgen Sie für ein kühles, dunkles, ruhiges Schlafzimmer und gehen erst ins Bett, wenn Sie wirklich müde sind.

Basistherapie

Aku-Tapes

Herz-Tape (Seite 44)

Cross-Tapes

Le 3, Gb 34

Differenzierung 1

Handelt es sich um Schlafstörungen im Rahmen von depressiven Verstimmungen (auch im Wochenbett), bezieht sich die Behandlung auf den Funktionskreis der Milz.

Aku-Tapes

Milz-Tape (Seite 38)

Differenzierung 2

Treten die Schlafstörungen dagegen zusammen mit ausgeprägter Unruhe, Nachtschweiß, Beschwerden an der Lendenwirbelsäule oder Urogenitalerkrankungen auf, so stecken meist die Nieren dahinter.

Aku-Tapes

Nieren-Tape (Seite 42)

Basis

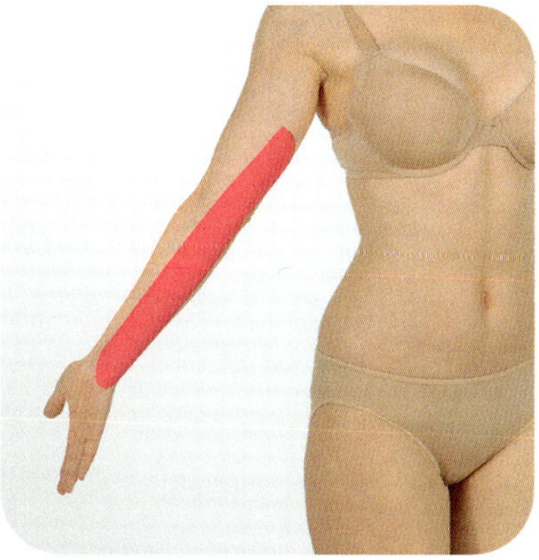

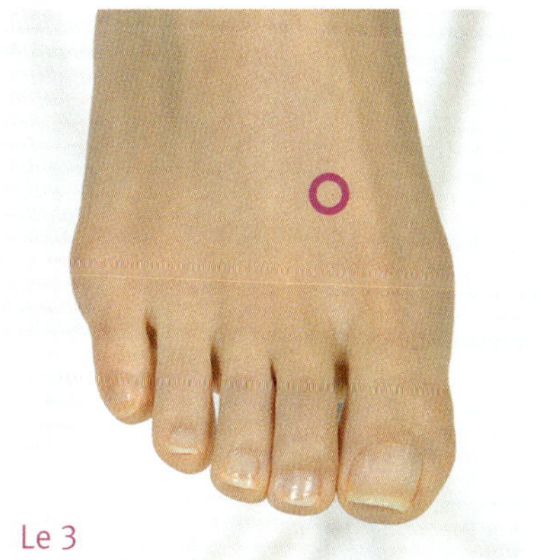

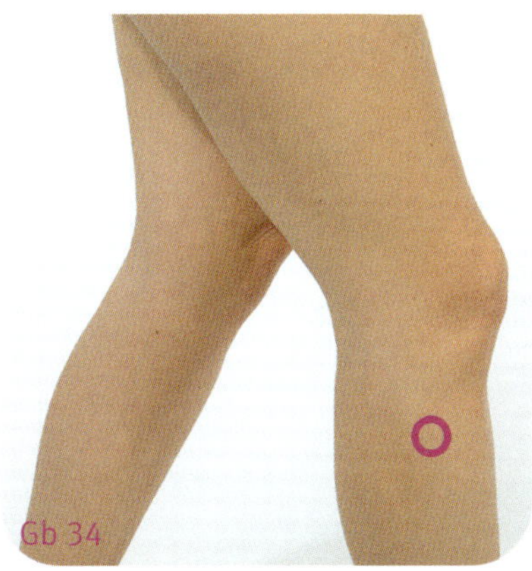

Differenzierung 1

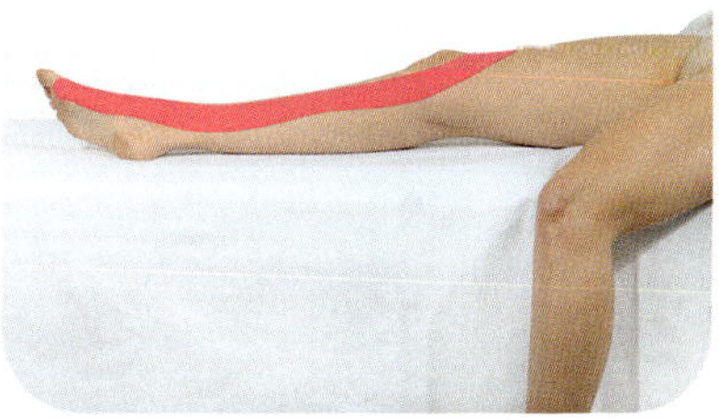

Differenzierung 2

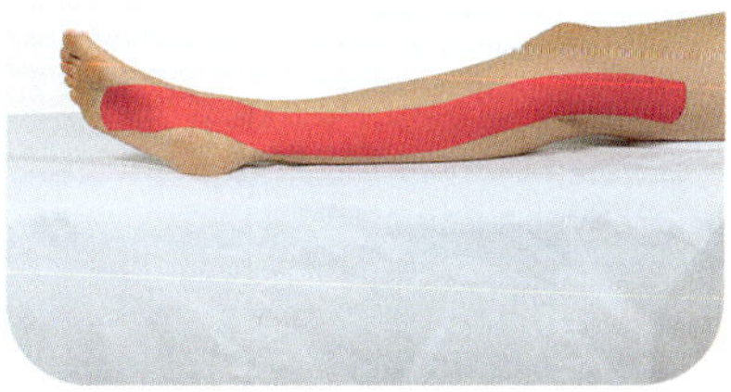

Schiefer Großzeh (Hallux valgus)

» Ein schiefer Großzeh ist vor allem deshalb ein typisches Frauenleiden, weil nur Frauen ihre Füße jahrzehntelang in zu spitze, enge Schuhe zwängen.

Aber auch zu schwache Bänder und Muskeln sowie Fehlbelastungen durch Knick- und Senkfüße können zur Entstehung beitragen. Um der Schiefstellung entgegenzuwirken, können zwei lokale Tapes aufgeklebt werden. Dazu wird der Fuß im Sprunggelenk gebeugt, also in Richtung Fußsohle bewegt. Das Tape wird vom Großzehengrundgelenk unterhalb der Fußsohle über den Außenknöchel geklebt. Die Stretchstärke sollte individuell der Reaktionslage angepasst werden. Das aufgetragene Tape sollten Sie nicht als unangenehm empfinden. Ein zweiter Tapestreifen wird vom Großzehengrundgelenk über den Mittelfußknochen geklebt.

Basistherapie

Aku-Tapes

Zwei lokale Tapes am Fuß aufkleben, wie oben beschrieben.

Cross-Tapes

Di 4, Bl 60

Basis

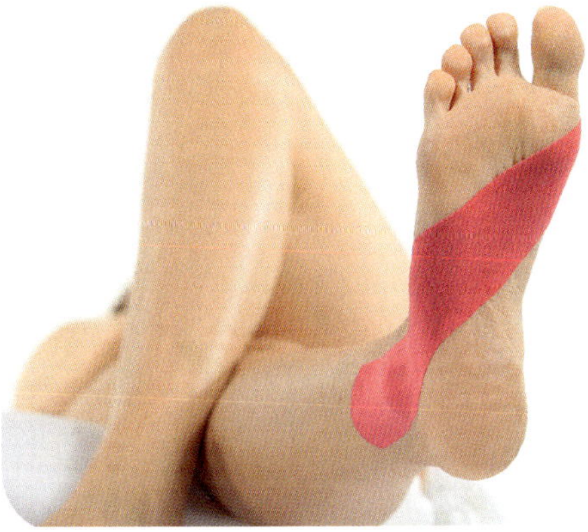

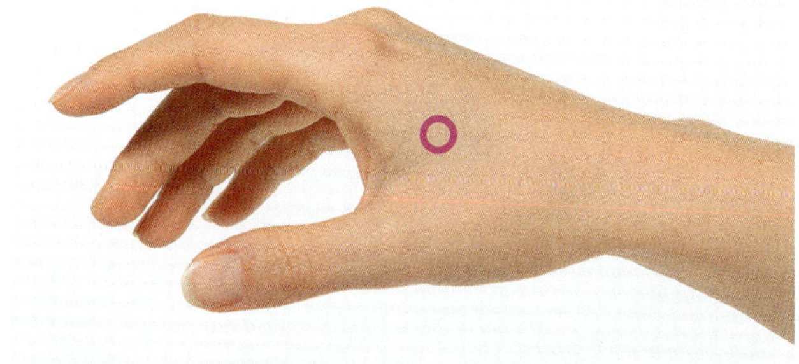

Di 4

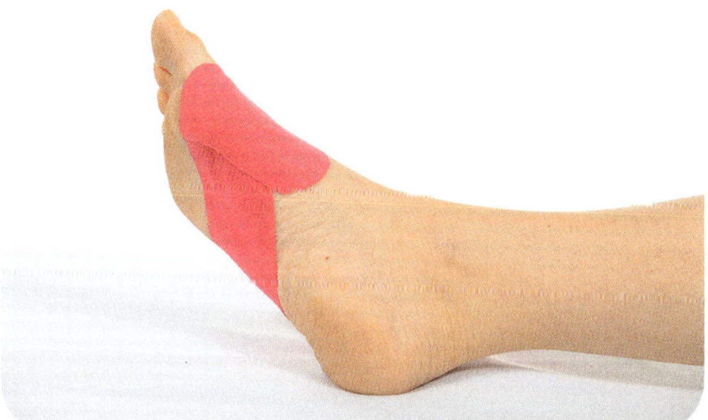

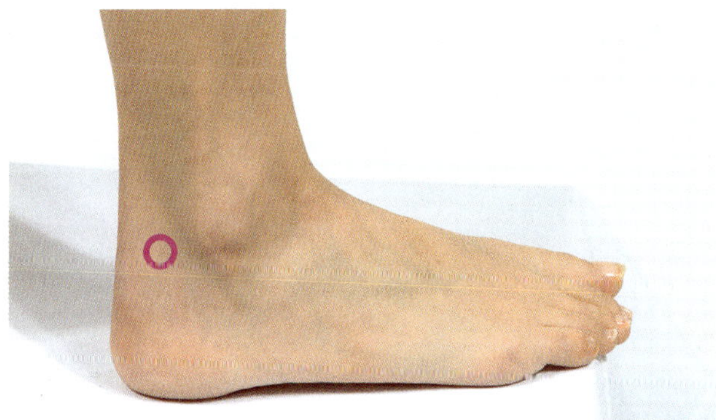

Bl 60

Unerfüllter Kinderwunsch

» Wenn Sie schon seit längerem vergeblich versuchen, schwanger zu werden, könnten Sie ausprobieren, ob die hier beschriebenen Tape-Anlage bei der Beseitigung der Unfruchtbarkeit helfen.

Bei ungewollter Unfruchtbarkeit einer Frau sollte gemäß TCM die Mitte gestärkt werden, wozu das Milz-Tape geklebt wird. Dieses behandelt auch den Punkt Mi 4, der bei gynäkologischen Störungen wie Infertilität angezeigt ist.

Ob bei Ihnen weitere Cross-Tapes hilfreich sein könnten, lesen Sie in den Differenzierungen.

TCM-Ernährung-Tipps: Bei Frauen, bei denen sich der ersehnte Nachwuchs nicht einstellen möchte, ist eine regelmäßige Nahrungsaufnahme besonders wichtig.

Beim Getreide rät Ihnen die Traditionelle Chinesische Medizin zu Grünkern, Hafer, Dinkel und Hirse. Ebenfalls günstig ist Hühnerkraftsuppe (lange kochen) mit Suppengemüse, außerdem Obst und Gemüse, Gewürze und Liebstöckel. Meiden sollten Sie übermäßiges Essen, ebenfalls sehr fette oder saure Speisen. Gegen ein »gemütliches« Glas Rotwein spricht dagegen gar nichts.

Basistherapie

Aku-Tapes

Milz-Tape (Seite 38)

Differenzierung 1

Frauen, die sehr stark auf ihren Kinderwunsch fixiert sind und zudem unter emotionaler Unausgeglichenheit und Frustration leiden, sollten zusätzlich folgende Cross-Tapes kleben. Das gilt auch für Frauen, die leicht reizbar sind und unter PMS leiden.

Cross-Tapes

Le 3, Gb 34

Differenzierung 2

Für Frauen mit Erschöpfung, Trockenheitsproblematik und chronischen Beschwerden an der Lendenwirbelsäule sind diese Cross-Tapes am besten geeignet:

Cross-Tapes

Ni 3, Ni 6, LWS-Tape

Basis

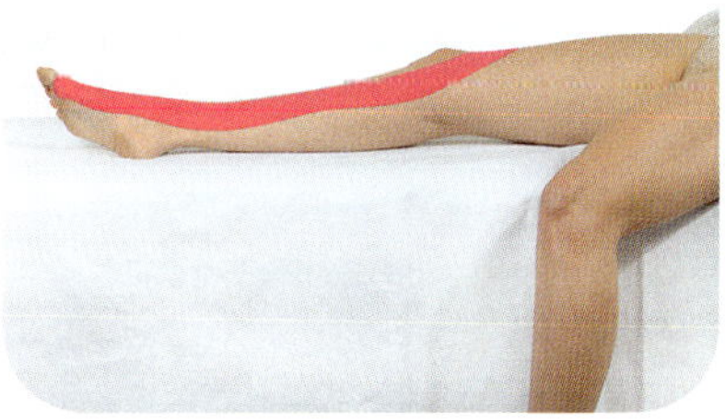

Differenzierung 1

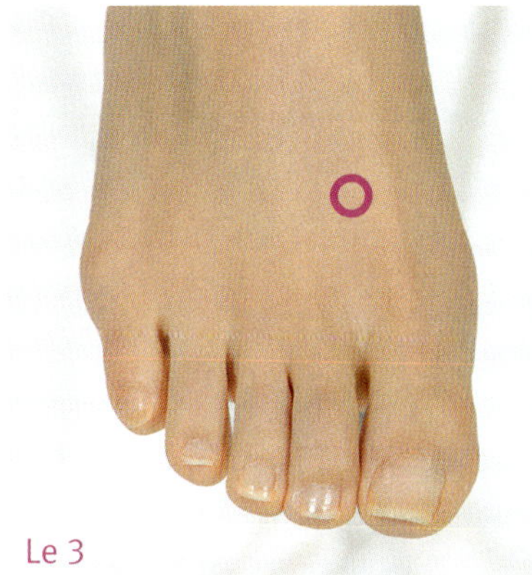

Le 3

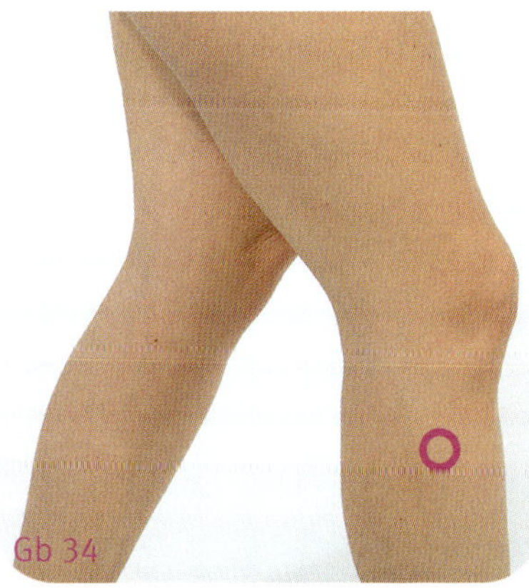

Gb 34

Differenzierung 2

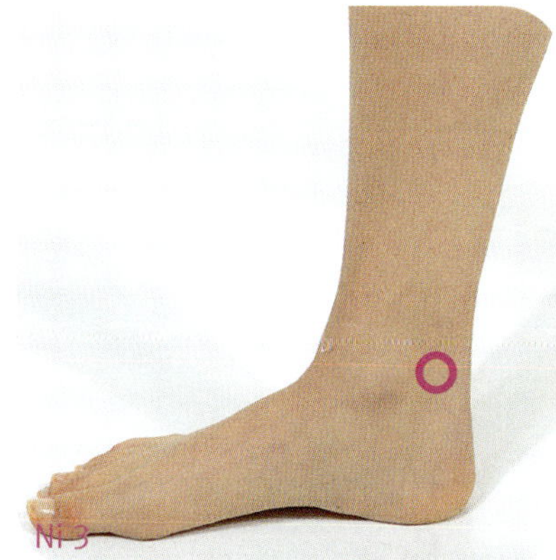

Ni 3

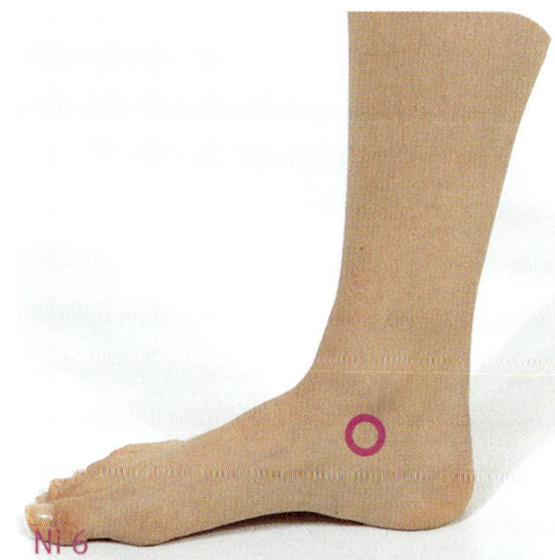

Ni 6

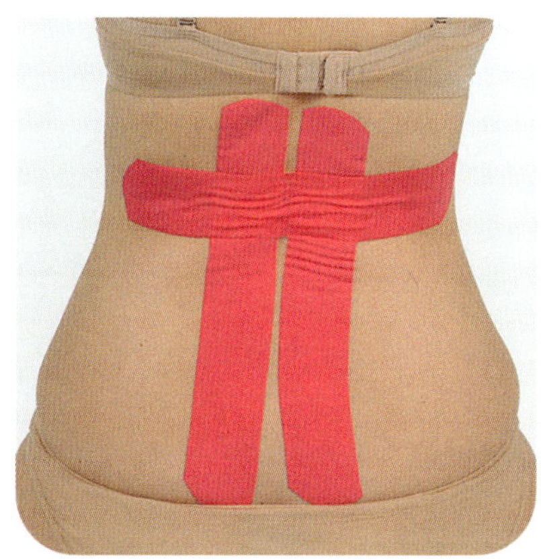

Unterleibsschmerzen

» Da Unterleibsschmerzen aus verschiedensten Gründen entstehen können, stellen die Bauchmuskel-Tapes, die lokal entspannend und schmerzlindernd auf die Muskulatur wirken, die Basis dar.

Zugleich behandeln diese aber auch die Akupunkturpunkte im Bereich des Unterleibes mit. Ma 44 auf dem Fußrücken wird als Fernpunkt bei Abdominalbeschwerden behandelt; dieser Punkt reguliert den Qi-Fluss und lindert Schmerz. Ob zusätzlich eher der Leber- oder der Nieren-Funktionskreis reguliert werden muss, hängt von der Schmerzcharakteristik und den Begleitumständen ab, wie in den Differenzierungen beschrieben.

TCM-Ernährung-Tipps: Ist eher der Leber-Funktionskreis beteiligt, rät die TCM zu den Getreidesorten Grünkern, Dinkel und Roggen. Ebenfalls günstig sind gekeimte Sprossen und grüne Bohnen. Bei Gemüse halten Sie sich beispielsweise an Fenchel und Lauch. Generell sind neutrale und warme Lebensmittel zu bevorzugen. Ist der Milz-Funktionskreis beeinträchtigt, spricht dies für warme Mahlzeiten. Auf Rohkost sollte verzichtet werden. Gut ist auch Hühnerkraftsuppe. Bei Getreide sind Hirse, Hafer oder Reis zu empfehlen, bei den Gewürzen Ingwer, Knoblauch und Vanille. Gute Getränke sind in diesem Falle Fencheltee und roter Traubensaft.

Basistherapie

Aku-Tapes

Bauchmuskel-Tape (gerader Anteil) (Seite 60), Bauchmuskel-Tape (schräger Anteil) (Seite 62), beidseits kleben

Cross-Tapes

Ma 44

Differenzierung 1

Handelt es sich um starke, bohrende Schmerzen, die in die Lendenwirbelsäule ausstrahlen? Dann empfiehlt sich eine zusätzliche Behandlung mit den folgenden Tapes. Das Gleiche gilt auch wenn Sie unter Myomen oder Endometriose leiden.

Aku-Tapes

Milz-Tape (Seite 38)

Cross-Tapes

Di 4

Differenzierung 2

Symptome wie ein unregelmäßiger Zyklus, Reizbarkeit, Krämpfe und ein Gefühl im Unterleib, das eher Spannung als Schmerzen ähnelt, sind dagegen in der Regel auf die Leber zurückzuführen.

Aku-Tapes

Leber-Tape (Seite 40)

Basis

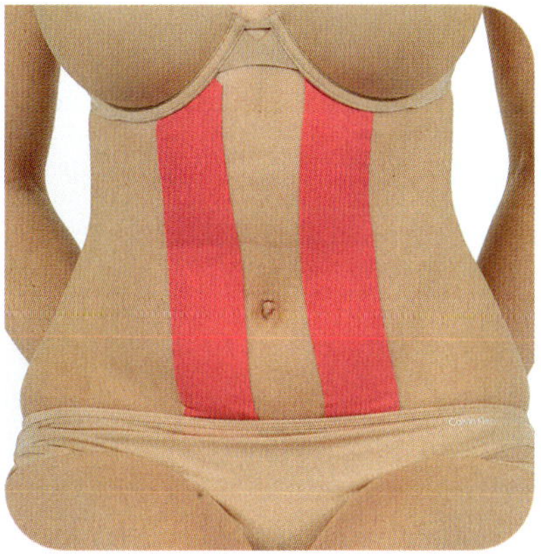

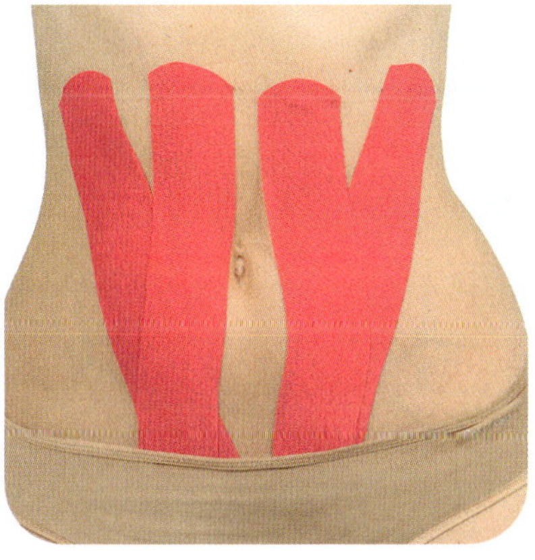

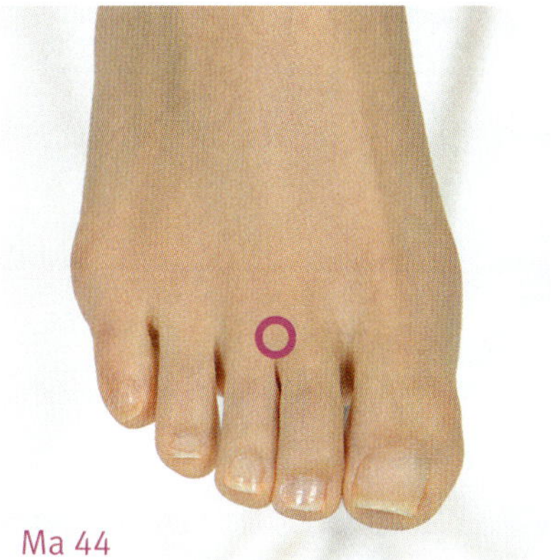

Ma 44

Differenzierung 1

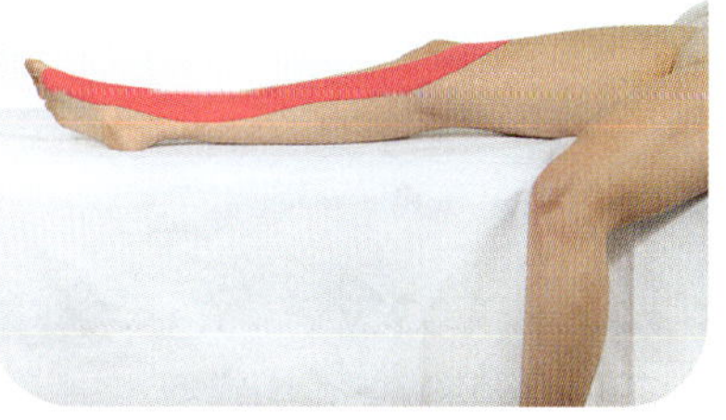

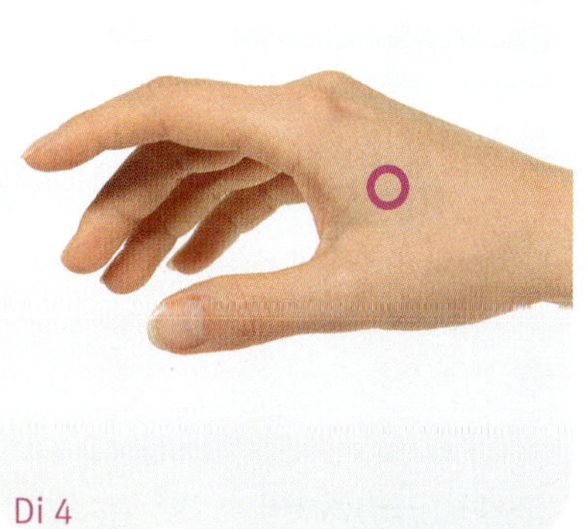

Di 4

Differenzierung 2

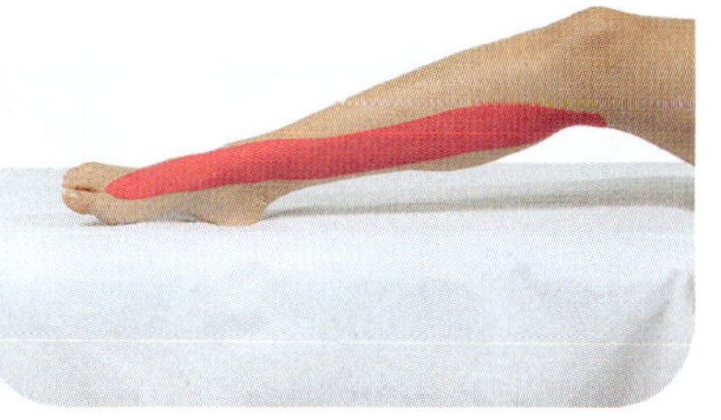

Verstopfung

» Die üblichen Ratschläge bei Verstopfung, wie viel trinken, Sport treiben, Obst, Gemüse und ausreichend Ballaststoffe essen, kennen Sie sicherlich und beherzigen diese möglichst auch.

Wenn Sie zusätzlich noch TCM-Unterstützung benötigen, sollten Sie die Milz regulieren; denn aus TCM-Sicht ist diese für die Umwandlung der reinen Nahrungsbestandteile in Nahrungs-Qi verantwortlich; Verstopfung, aber auch weitere Verdauungsstörungen wie Durchfall oder Blähungen sind Disharmoniesymptome der Milz. Als Basis-Tape wird daher das Milz-Tape geklebt. Di 4 können Sie mit Cross-Tape bekleben und/oder auch akupressieren, um die Verkrampfung in der glatten Darmmuskulatur zu lösen. Die Behandlung von Di 4 beseitigt allgemein Stagnationen. Di 10 können Sie ebenfalls mit Cross-Tape bekleben und/oder auch akupressieren. Dies ist einer der wenigen Punkte auf der Dickdarm-Leitbahn, die Bezug zum Darm aufweisen: Di 10 harmonisiert den Dickdarm.

Verstopfung, die während der Schwangerschaft oder im Wochenbett auftritt, kann auf die gleiche Weise behandelt werden.

Basistherapie

Aku-Tapes

Milz-Tape (Seite 38)

Cross-Tapes

Di 4, Di 10

Differenzierung

Leiden Sie zusätzlich unter emotionaler Unausgeglichenheit? Tritt die Verstopfung vor allem auf, wenn Sie unter Stress stehen? Oder ist der Verlauf wechselhaft? Dann verwenden Sie zusätzlich folgende Cross-Tapes zur Leber-Regulierung:

Cross-Tapes

Le 3, Gb 34

Basis

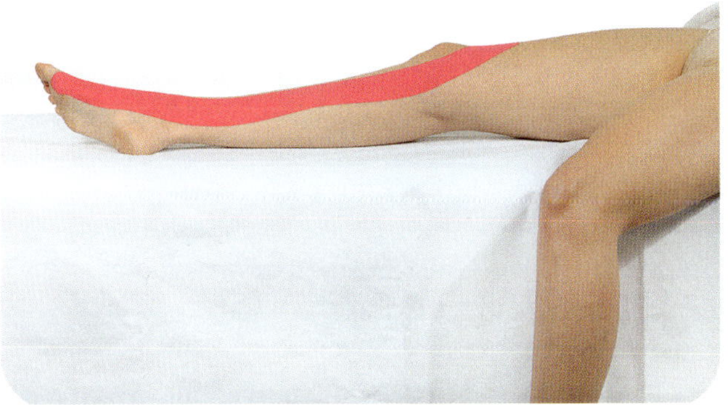

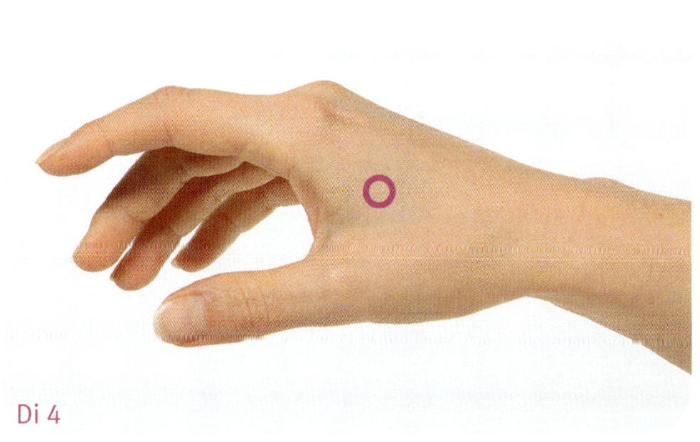

Di 4

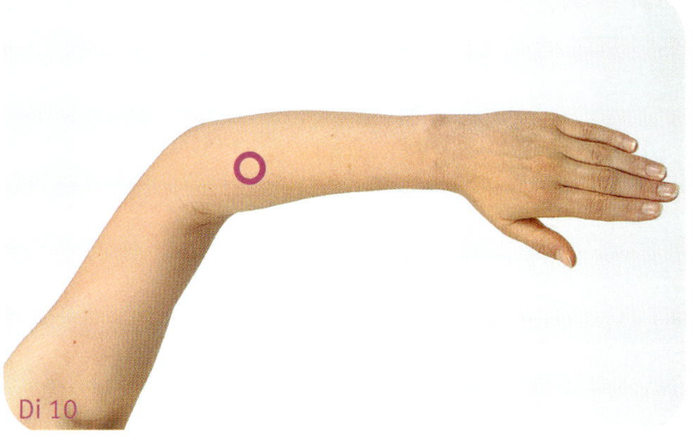

Di 10

Differenzierung

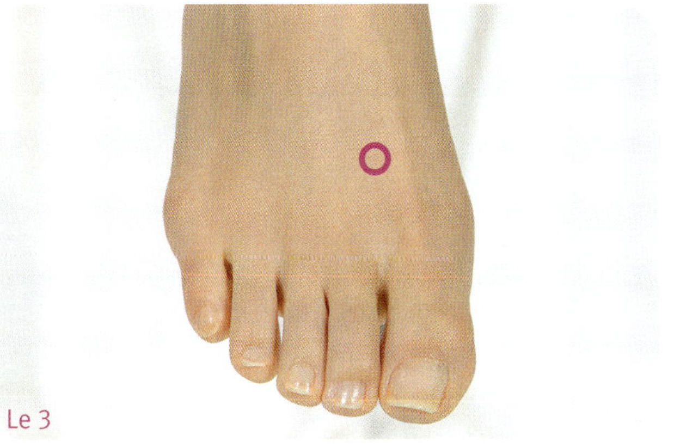

Le 3

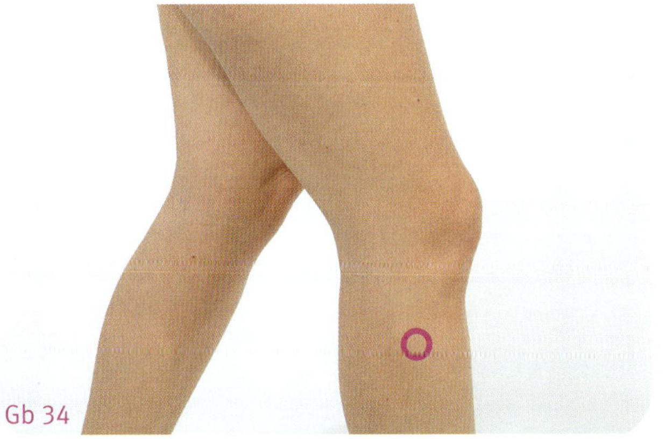

Gb 34

Wechseljahresbeschwerden

» Während der Wechseljahre können nicht nur Hitzewallungen auftreten, sondern auch Gereiztheit, depressive Verstimmung, Schlafstörungen, Konzentrationsstörungen und andere psychische Beschwerden, die durch die hormonellen Umstellungen ausgelöst oder verstärkt werden.

Basistherapeutisch helfen meist das Leber-Tape und das LWS-Tape. Bei überwiegend psychosomatischen Beschwerden sollte in erster Linie der Funktionskreis des Herzens behandelt werden (siehe Differenzierung 1).

TCM-Ernährung-Tipps: Wenn Sie unter diesen Wechseljahresbeschwerden leiden, sollten Sie sich beim Getreide an Reis und Buchweizen halten. Beim Gemüse sind Brokkoli, Salat, Kohlrabi und Zucchini zu empfehlen, bei den Hülsenfrüchten gekeimte Sprossen. Meiden Sie dagegen scharfe und heiße (warme) Lebensmittel, außerdem Kaffee und Alkohol. In bestimmten Fällen kann es jedoch nötig sein, die Nieren ins Zentrum der Behandlung zu stellen (siehe Differenzierung 2). Dies trifft zum Beispiel zu, wenn Ihre Konstitution insgesamt geschwächt ist und viele Beschwerden auf diese allgemeine Schwäche zurückzuführen sind. Die Traditionelle Chinesische Medizin, empfiehlt Frauen mit Wechseljahresbeschwerden und allgemein geschwächter Konstitution die Getreidesorten Dinkel und Weizen. Beim Obst sollten Sie sich an Weintrauben, Datteln und Mandarinen halten. Meiden sollten Sie dagegen warme/heiße und scharfe Lebensmittel.

Basistherapie

Aku-Tapes

Leber-Tape (Seite 40),
LWS-Tape (Seite 52)

Differenzierung 1

Steht bei den Wechseljahresbeschwerden ein psychosomatischer Bezug im Vordergrund, so haben sich folgende Tapes bewährt, die in erster Linie auf das Herz wirken:

Aku-Tapes

Herz-Tape (Seite 44)

Cross-Tapes

Pe 6

Differenzierung 2

Sind die Wechseljahresbeschwerden eher auf allgemeine Schwäche zurückzuführen, ist es wichtig, die Nieren gezielt zu stärken, zum Beispiel mit diesem Tape:

Aku-Tapes

KG-Tape (Seite 50) vom Oberrand des Schambeins (KG 3) bis unterhalb des Bauchnabels (KG 8).

Basis

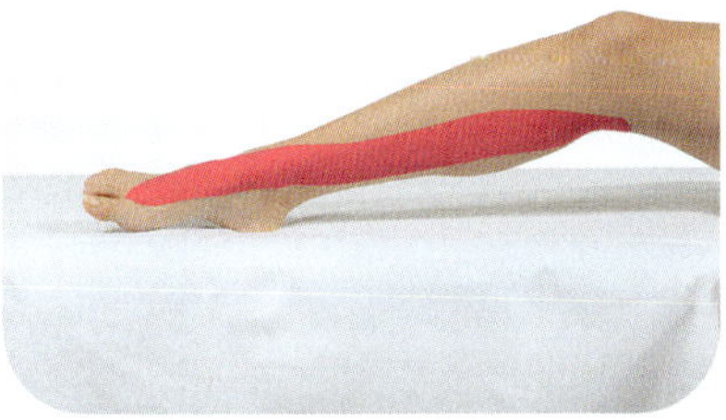

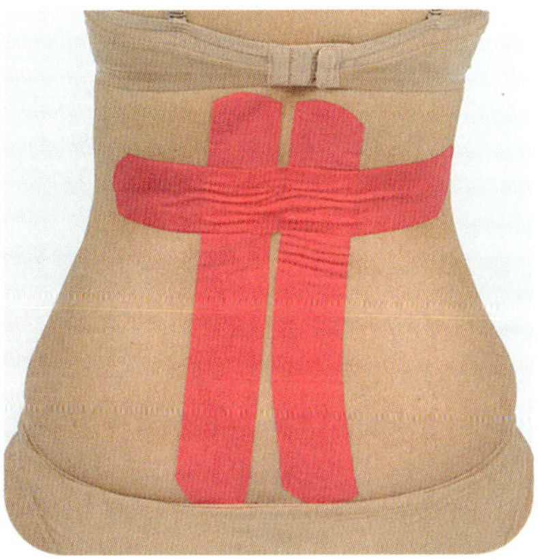

Differenzierung 1

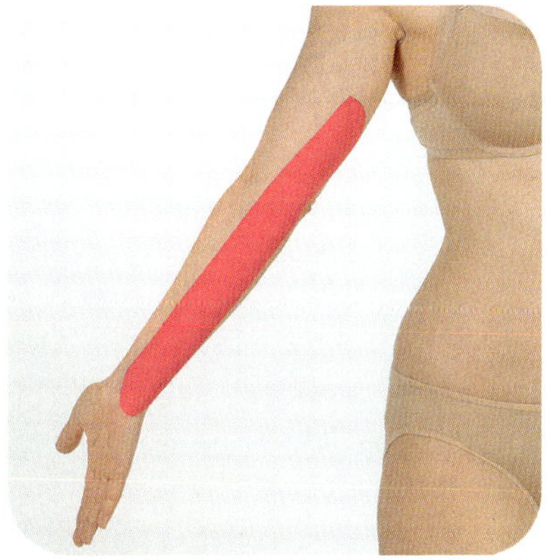

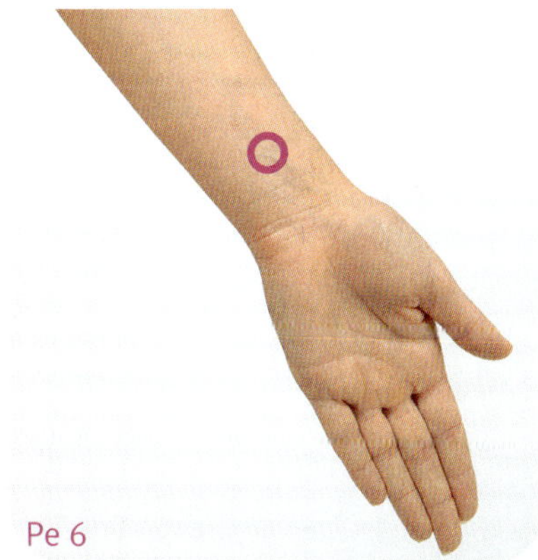

Differenzierung 2

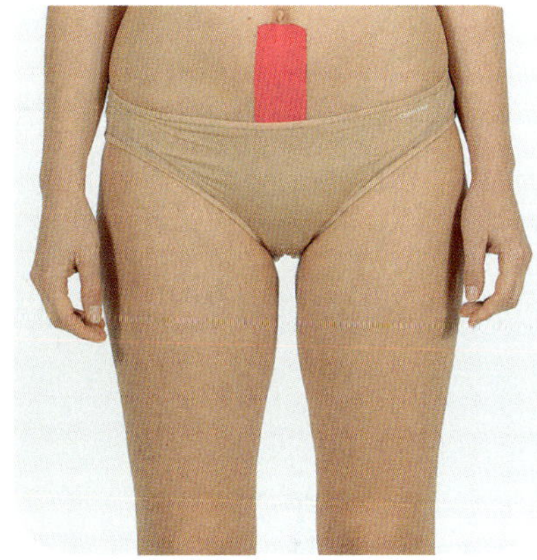

Aku-Taping rund um Schwangerschaft und Geburt

Gerade im Rahmen der Schwangerschaft, in der häufig Beschwerden im Bereich der Lendenwirbelsäule oder des Bauchraums auftreten und in der die meisten Medikamente, zum Schutz des Kindes, tabu sind, kann das Aku-Taping sehr hilfreich eingesetzt werden.

In der Schwangerschaft kommt es besonders darauf an, das Gesundheitsbewusstsein zu erweitern und medizinisch ganzheitlich zu behandeln. Da das heranwachsende Kind bei einer Tabletteneinnahme der Schwangeren unweigerlich „mitbehandelt" wird, sind viele Medikamente, wie Kopfschmerztabletten, nicht mehr geeignet. Auf der anderen Seite können gerade während und durch die Schwangerschaft verschiedene Beschwerden und Schmerzzustände auftreten oder verstärkt werden. Neue Symptome wie Übelkeit, Erbrechen oder Wassereinlagerungen können hinzukommen. In Schwangerschaft und Stillzeit sind gesundheitsfördernde und beschwerdelindernde Methoden gefragt, die wirksam sind, doch keinerlei Gefahren oder Nebenwirkungen in sich bergen. Die Akupunktur und das hier vorgestellte Aku-Taping sind solche Verfahren.

Auf den folgenden Seiten sind alle Tape-Anlagen – in alphabetischer Reihenfolge – beschrieben, die sich während der Schwangerschaft und in der nachgeburtlichen Zeit bewährt haben. Diese Tape-Anlage sollten nur von Hebammen oder Frauenärzten eingesetzt werden, die über die entsprechende Erfahrung in der TCM und insbesondere der Akupunktur verfügen.

Wie geht man bei Rückenschmerzen vor?

Die Tape-Anlagen werden nach dem gleichen Schema wie auch unter »Beschwerden von A – Z« beschrieben. Bei Rückenbeschwerden, die häufig während der Schwangerschaft auftreten, ist beispielsweise das Lendenwirbelsäulen-Tape eine hilfreiche Behandlungsoption. Bei Rückenbeschwerden, die höher in den Bereich der Brustwirbelsäule reichen, empfiehlt sich zusätzlich das Brustwirbelsäulen-Tape. Bei unbefriedigendem Behandlungsergebnis kann zusätzlich das Kreuzdarmbeingelenk-Tape mitgeklebt werden. Diese »anatomischen Tapes«, die aber auch wichtige Akupunkturpunkte abdecken, werden wiederum mit dem Leitbahn-Tape, das nach TCM-Gesichtspunkten am besten unterstützt, und bei Bedarf mit dem gezielten Kleben von Cross-Tapes auf bestimmte Akupunkturpunkte vervollständigt.

Sanfte Geburtsvorbereitung

Aus TCM-Sicht ist für einen guten Geburtsverlauf und das nachfolgenden Wochenbett eine ausreichende Menge an Blut und Qi erforderlich; daneben sollte auch die Mitte gestärkt werden. Eine wichtige Tape-Anlage zur Geburtsvorbereitung stellt daher das Milz-Tape dar. Zusätzlich kann der sogenannte Meisterpunkt der Muskulatur und Sehnen, Gb 34, genadelt, akupressiert oder mit Cross-Tapes versorgt werden, um Schmerzen in der Lenden-Becken-Hüft-Region zu lindern. Auch der oft behandelte Punkt Ma 36 kann genadelt, akupressiert oder mit Cross-Tapes versorgt werden, um den Funktionskreise Milz und Magen zu regulieren und das Gesamtkörper-Qi zu stärken.

Bereicherung für die Arbeit der Hebamme

Im Alltag einer Hebamme kann Aku-Taping daher eine große Bereicherung werden. Gerade in Kombination mit Akupunktur kann diese Behandlungsmethode viele Beschwerden, die in der Schwangerschaft auftreten, lindern und die werdenden Mütter optimal auf die Geburt vorbereiten.

Die sanfte Erfolgsmethode gegen Schmerzen hilft in der Schwangerschaft ohne jegliche Nebenwirkungen und ergänzt die Akupunktur auf ideale Weise. Wie immer beim Aku-Taping gilt, dass sich die therapeutische Wirkung der Tapes durch die Bewegung ergibt, nur dann werden die beklebten Bereiche wie gewünscht stimuliert. Wird Aku-Taping fachgerecht angewendet, so ergeben sich keine Einschränkungen in der Bewegung – zumindest solange der Bauch das noch zulässt. Zudem ist diese Methode absolut schmerzfrei.

Welche Beschwerden können behandelt werden?

In der Schwangerschaft und im Wochenbett gibt es zahlreiche Beschwerden, die durch Aku-Taping gelindert werden können. Dazu gehören zum Beispiel:

- Schwangerschaftsübelkeit
- Rückenschmerzen
- Schmerzen des Bewegungsapparates (u. a. Ischiasbeschwerden)
- Karpaltunnelsyndrom
- Ödeme, gestörter Lymphfluss
- Gebärmutterrückbildung
- Milchstau und Brustentzündung
- Narbenheilung

So können Lymphtapes zum Beispiel Beinschwellungen entgegenwirken. Tapes im Bauchbereich können die Schmerzen bei der Geburt lindern.

In der Praxis wissen viele werdende Mütter das Aku-Taping zu schätzen, denn es bietet alle Vorteile der Akupunktur, kommt jedoch ohne Nadeln aus. Da das Taping flexibel eingesetzt werden kann und zusätzlich stabilisierend wirkt, ist eine Behandlung auch über mehrere Tage möglich. Dies ist vor allem bei Schmerzzuständen ein großes Plus.

Für eine Hebamme ist dieses natürliche Verfahren eine wichtige und lohnende Ergänzung, um ihre Patientinnen auf die Geburt vorzubereiten und ihnen das Wochenbett zu erleichtern. Sowohl in der Zeit vor der Geburt als auch danach verschafft das Aku-Taping sanfte Linderung, damit sich die werdenden oder frischgebackenen Mütter auf das konzentrieren können, was wirklich wichtig ist: sie und ihr Baby.

Beckenendlage

» Ein geringer Prozentsatz der Babys liegt nahe dem Geburtstermin noch nicht mit dem Kopf nach unten, sondern befindet sich in Beckenendlage. Das Baby »sitzt« also in der Gebärmutter mit dem Po nach unten.

Sofern keine Risikofaktoren vorliegen, wäre theoretisch auch aus dieser Lage eine Spontangeburt möglich. Diese Stellung kann aber bei der Geburt für Komplikationen sorgen und daher geht das Bestreben dahin, das Baby zum Positionswechsel zu bewegen. Eine Möglichkeit, die die Hebamme unbedingt versuchen sollte, ist die bewährte Therapie der Moxibustion am Akupunkturpunkt Bl 67. Der letzte Punkt der Blasen-Leitbahn befindet sich am äußeren Nagelwinkel des kleinen Zehs. Die Stimulierung und insbesondere die Moxibustion fördert die Uteruskontraktion und führt zur Kindsdrehung. Das Tapen des Akupunkturpunktes kann unterstützend wirken. Mit der Behandlung sollte zwischen der 33. und der 35. Schwangerschaftswoche begonnen werden.

Hebammen-Tipps: Die Schwangere kann dem Kind den Weg weisen, indem sie ihre warmen Hände oft auf den unteren Teil ihres Bauches legt. Körperstellungen, die die Drehung des Kindes in die richtige Position fördern, sind die Knie-Ellenbogen-Lage und die indische Brücke, bei der in Rückenlage die Beine hochgelagert und auch das Becken durch ein untergelegtes Kissen leicht erhöht werden. Diese Stellung kann die Schwangere 1 – 2-mal pro Tag ganz entspannt einnehmen.

Basistherapie

Cross-Tapes

Bl 67

Basis

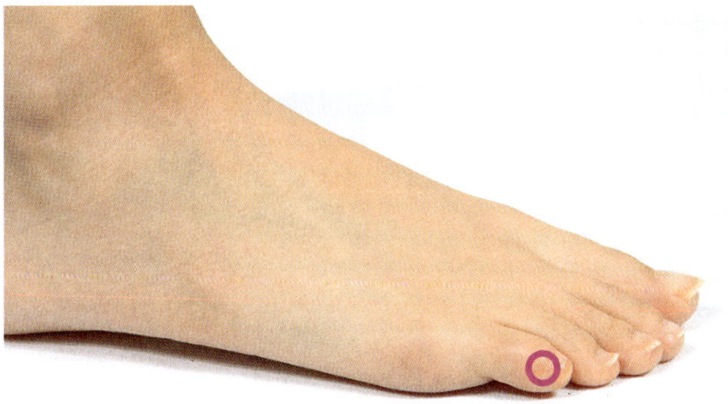

Bl 67

Blasenentleerungsstörung

» Bei rund jeder zehnten Wöchnerin tritt eine Blasenentleerungsstörung auf; das heißt, das spontane Wasserlassen ist nicht möglich oder die Blasenentleerung ist unvollständig (mehr als 200 ml Restharn).

Normalerweise werden die Wassereinlagerungen im Gewebe in den Wochen nach der Geburt über die Nieren wieder ausgeschieden. Es setzt die sogenannte Harnflut ein, bei der wesentlich mehr Harn als sonst ausgeschieden wird. Eine gestörte Blasenentleerung erschwert diesen natürlichen Prozess.

Hier lassen sich hilfreich Aku-Tapes einsetzen, die der Stagnation entgegenwirken. Das KG-Tape wird auf das Konzeptionsgefäß vom Oberrand des Schambeins (KG 3) bis unterhalb des Bauchnabels (KG 8) aufgetragen. Das stärkt die Nieren- und Blasenfunktion insgesamt, wobei KG 3 der sogenannte Alarmpunkt der Blase ist: Bei akuten Blasenstörungen ist er druckschmerzhaft. KG 3 ist ein Akupunkturpunkt, der u. a. bei Funktionsstörungen der Blase behandelt wird. Mit den genannten Cross-Tapes werden der Nieren- und der Milzfunktionskreis gestärkt.

Basistherapie

Aku-Tapes

KG-Tape (Seite 50) vom Oberrand des Schambeins (KG 3) bis unterhalb des Bauchnabels (KG 8),
LWS-Tape (Seite 52)

Cross-Tapes

Mi 6, Mi 9, Ni 3, Ni 6

Basis

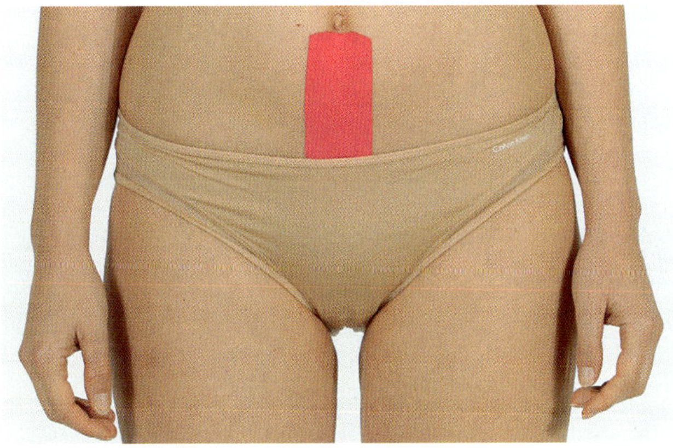

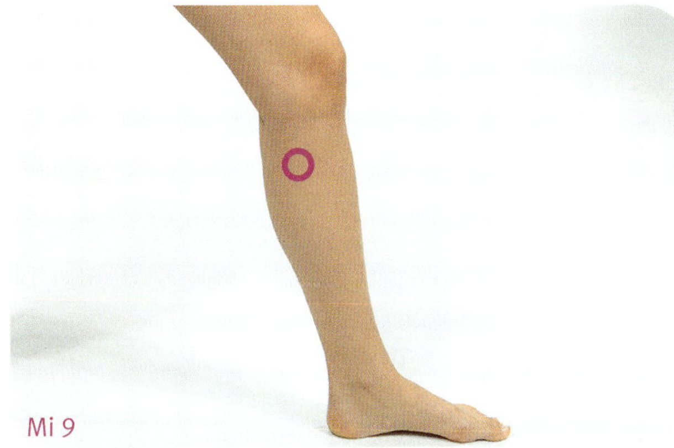

Mi 9

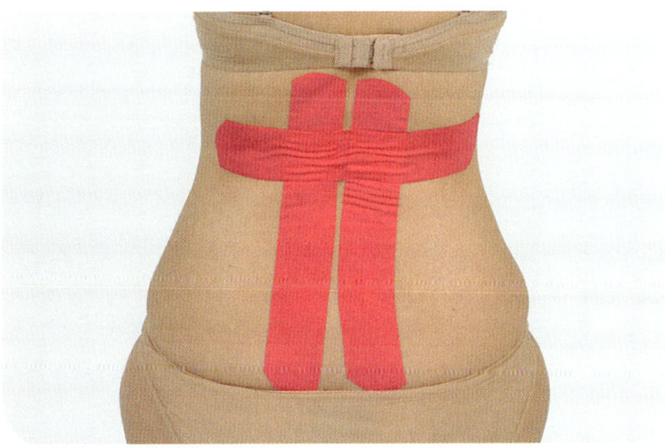

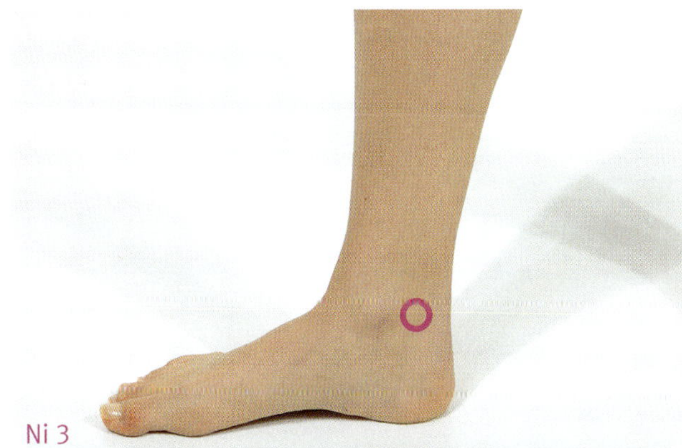

Ni 3

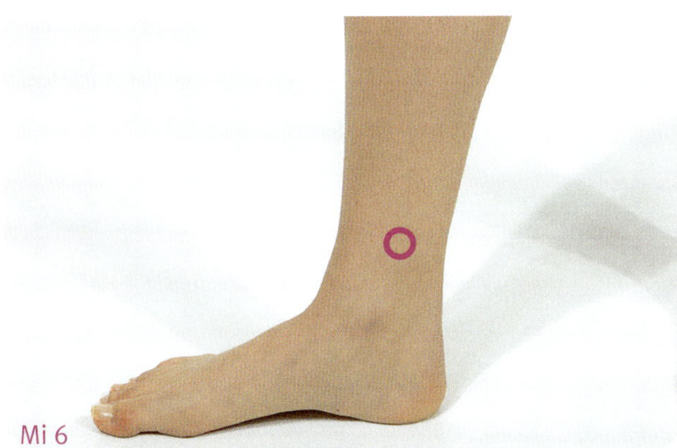

Mi 6

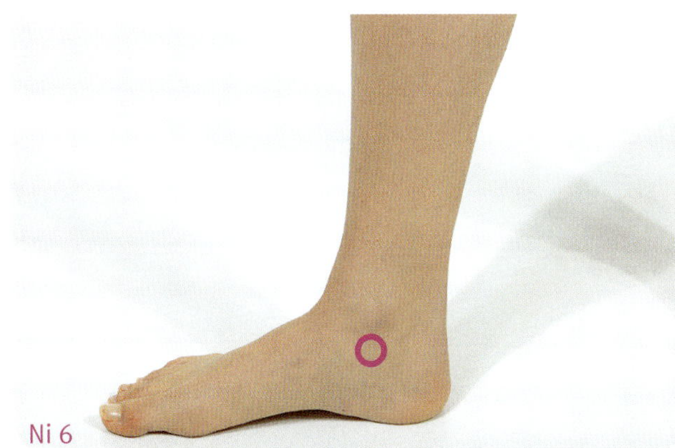

Ni 6

Bluthochdruck

» Vor allem bei Erstgebärenden kann es im Laufe der Schwangerschaft zu Bluthochdruck kommen (Gestationshypertonie) bzw. ein schon bestehender erhöhter Blutdruck kann in der Schwangerschaft weiter ansteigen.

Da hoher Blutdruck schwerwiegende Folgen für die Gesundheit – von Mutter und Kind – haben kann, hat hier hat die schulmedizinische Beurteilung und Therapie absoluten Vorrang. Aku-Taping kann jedoch sinnvoll ergänzend eingesetzt werden, gerade bei nur leicht erhöhtem Blutdruck. Bei Werten, die dauerhaft über 140/100 mmHg liegen, wird von einer Gestationshypertonie gesprochen, die wirksam behandelt werden sollte.

Hebammen-Tipps: Bei Bluthochdruck sollte sich die Schwangere körperlich schonen und gegebenenfalls Bettruhe einhalten. Jede Art von Stress sollte möglichst vermieden werden. Besprechen Sie mit der Schwangeren gegebenenfalls auch ihre Ernährung: Ist diese ausgewogen? Kaffee und andere koffeinhaltige Getränke wie Cola sollten tabu sein.

Basistherapie

Aku-Tapes

Leber-Tape (Seite 40),
BWS-Tape (Seite 54)

Cross-Tapes

Gb 34, Pe 6

Basis

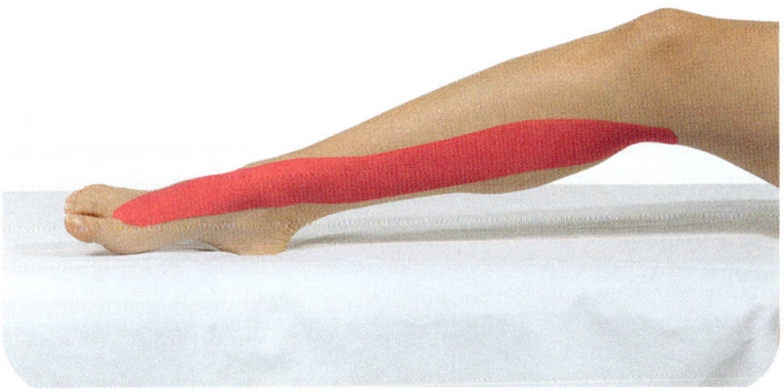

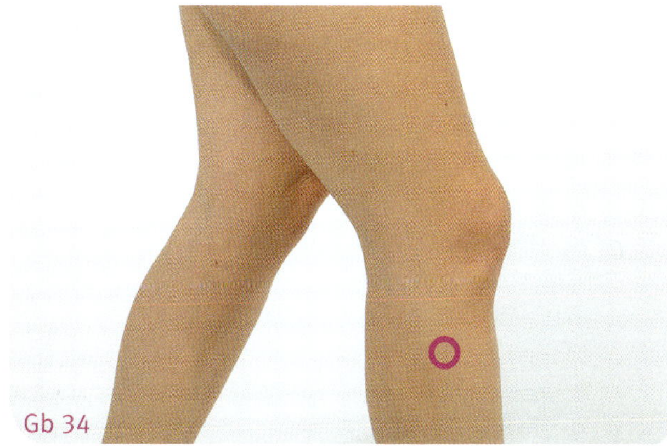

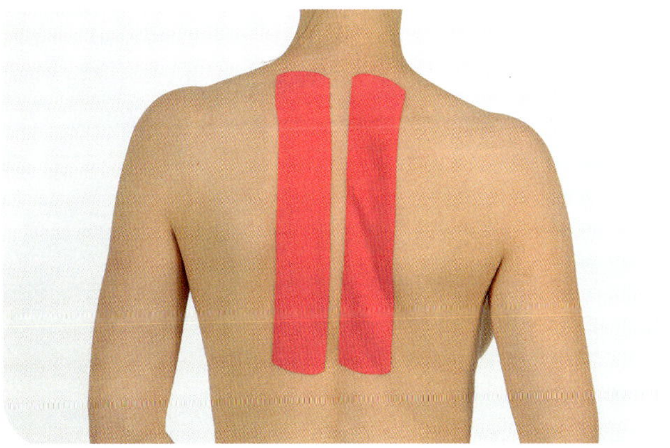

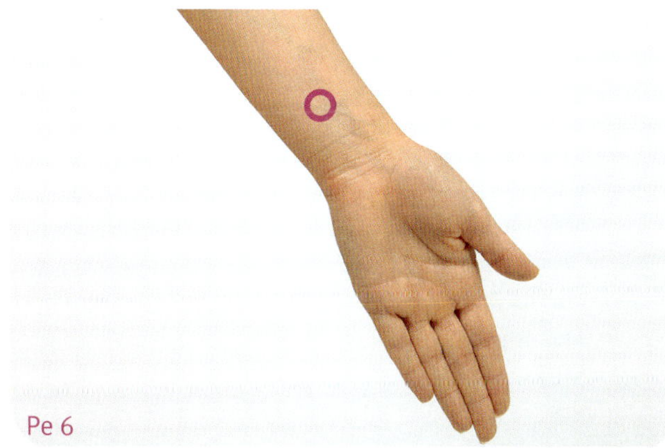

Geburtsvorbereitung

» Zur Geburtsvorbereitung lassen sich viele Schwangere mit Akupunktur behandeln. Sinnvoll ist hier auch eine begleitende Therapie mit Aku-Tapes.

Aus TCM-Sicht ist für einen guten Geburtsverlauf und das nachfolgenden Wochenbett eine ausreichende Menge an Blut und Qi erforderlich, zudem sollte die Mitte gestärkt werden, wozu das Milz-Tape angelegt wird. Gb 34 kann genadelt, akupressiert oder mit Cross-Tapes versorgt werden. Dies ist der Meisterpunkt der Muskulatur und Sehnen, er wird u. a. bei Schmerzen in der Lenden-Becken-Hüft-Region behandelt; aus TCM-Sicht macht Gb 34 die Leitbahnen durchgängig und lindert Schmerzen. Ma 36 stärkt die Funktionskreise Milz und Magen, tonisiert und vermehrt das Gesamtkörper-Qi und stärkt und reguliert die Mitte.

Hebammen-Tipps: Zusätzlich empfiehlt sich ab der 36. Schwangerschaftswoche ein Himbeerblättertee (z. B. aus der Apotheke). Die Schwangere kann davon täglich 2–3 Tassen trinken. Dieser Tee lockert die Muskulatur des kleinen Beckens. Ab der 37. Schwangerschaftswoche kann die Schwangere zusätzlich Dampfsitzbäder mit Heublumen durchführen. Dadurch wird das Gewebe geschmeidig und weich.

Basistherapie

Aku-Tapes

Milz-Tape (Seite 38),
BWS-Tape (Seite 54)

Cross-Tapes

Gb 34, Ma 36

Basis

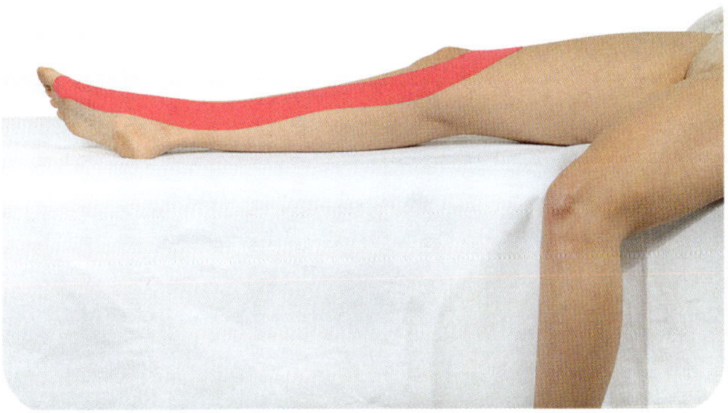

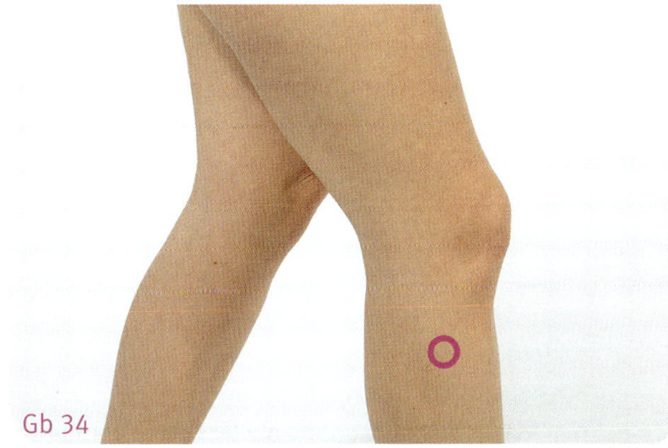

Gb 34

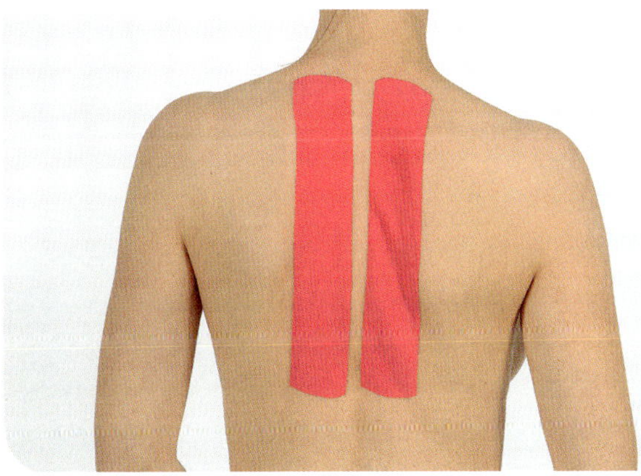

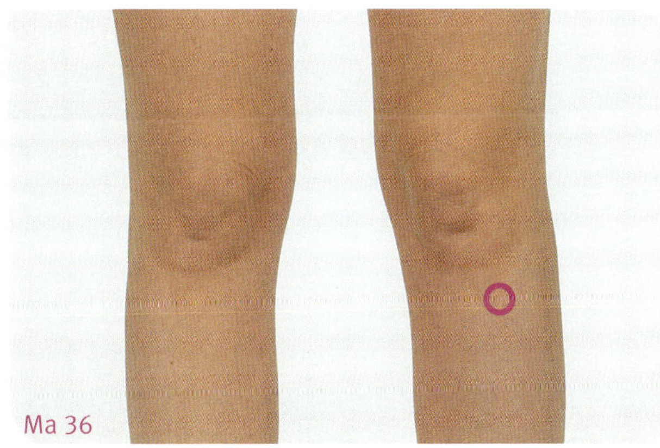

Ma 36

Kaiserschnittnarbe und Narben

» Damit Narben, zum Beispiel nach einem Kaiserschnitt, möglichst ohne Verklebungen und Wulstbildung verheilen, können Aku-Tapes verwendet werden.

Solange die Wundheilung des Kaiserschnitts noch nicht abgeschlossen ist, wird nicht getapet. Nach abgeschlossener Wundheilung kann das Narbengebiet mit verschiedenen Massagegriffen behandelt werden, um Verklebungen und damit Bewegungseinschränkungen zu verhindern. Dazu dienen auch die Aku-Tapes, die lokal im Verlauf der Narbe möglichst mit maximalem Stretch aufgetragen werden. Wenn dies zu Missempfindungen führt, sollte die Tape-Vordehnung weniger stark ausfallen. Das Tape bewirkt im aufgeklebten Bereich – genau wie die manuelle Behandlung – eine leichte Verschiebung und Bewegung der Haut und stellt daher eine ideale Ergänzung dar.

Hebammen-Tipps: Sobald die Fäden gezogen sind oder sich zum Großteil aufgelöst haben, kann das Narbengebiet durch Eincremen geschmeidig gehalten und Empfindungsstörungen entgegengewirkt werden. Im Hebammen-Alltag bewährt haben sich dabei die Heilsalbe Rosatum (Firma WALA), das Narbenpflegeöl der Kemptener Bahnhofapotheke (über Online-Shop überall erhältlich) sowie die APM-Creme. Lassen die Beschwerden nicht nach, kann eine Narbenentstörung helfen. Dazu gibt es verschiedene naturheilkundliche Verfahren.

Basistherapie

Aku-Tapes

Tape entlang des Narbenverlaufs

Cross-Tapes

Cross-Tapes über dem Narbenverlauf

Basis

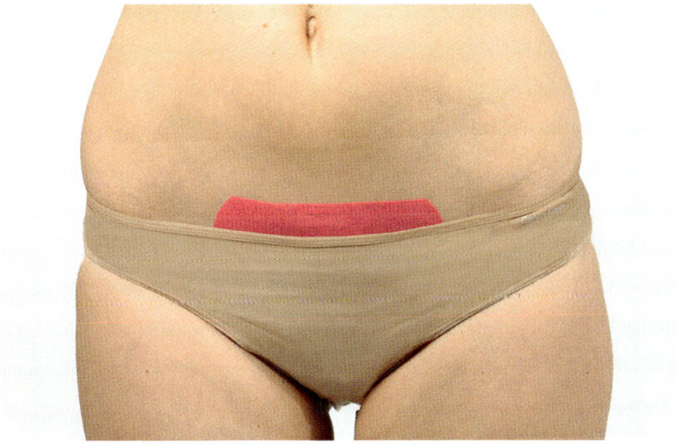

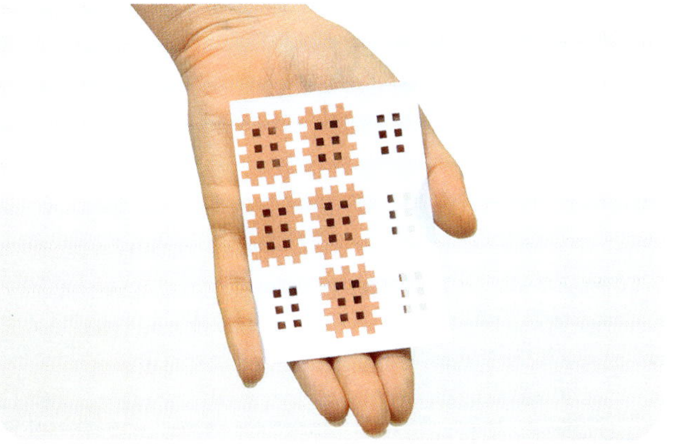

Karpaltunnelsyndrom

» Frauen sind ohnehin häufiger von dieser schmerzhaften Beeinträchtigung betroffen als Männer, schwangere Frauen trifft es leider noch öfter.

Durch die vermehrte Wassereinlagerung während der Schwangerschaft schwillt das Bindegewebe an, was am Karpaltunnel, einem natürlichen Engpass am Handgelenk, zur Nervenreizung führen kann. Beim Karpaltunnelsyndrom wird der Medianusnerv gereizt oder sogar gequetscht, was zu Missempfindungen, Schmerzen und Taubheitsgefühlen führen kann. Die Symptome treten überwiegend zunächst nachts auf. Mit dem Ende der Schwangerschaft bildet sich meist auch das Karpaltunnelsyndrom von selbst wieder zurück. Währenddessen verschaffen die genannten Tapes Entlastung und Linderung für diesen Bereich. Di 4 kann jederzeit als schmerzlindernder Akupressurpunkt verwendet werden.

Hebammen-Tipps: Bewährt hat sich folgende Dehnübung: Der Unterarm wird flach auf einen Tisch gelegt, sodass die Hand über die Tischkante herausragt und frei beweglich ist. Zuerst wird die Hand im Handgelenk durch eine Bewegung der Handinnenfläche in Richtung Tischunterkante, soweit es möglich ist (maximale Beugebewegung), gebeugt (ca. 5 Sekunden). Danach die Hand in die andere Richtung bewegen (eventuell mit der anderen Hand die Hand nach hinten ziehen). Diese max. Streckbewegung ebenfalls 5 Sekunden halten. Diese Übung 5 – 10-mal wiederholen und 3-mal täglich durchführen.

Basistherapie

Aku-Tapes

Finger- und-Handgelenksbeuger-Tape (Seite 64), Finger-und-Handgelenksstrecker-Tape (Seite 66)

Cross-Tapes

Gb 34, Mi 6, Ma 36, Di 4

Basis

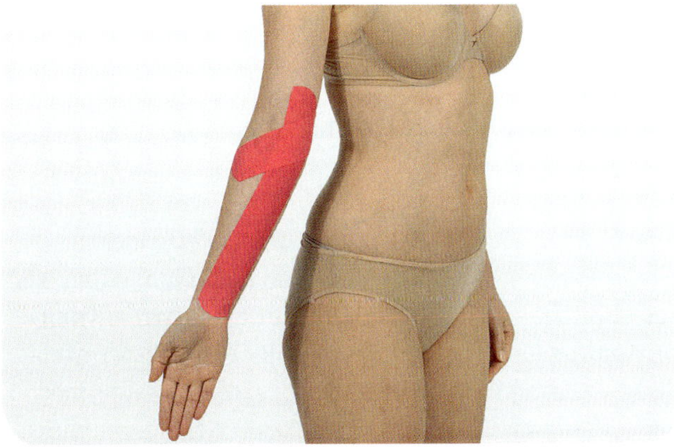

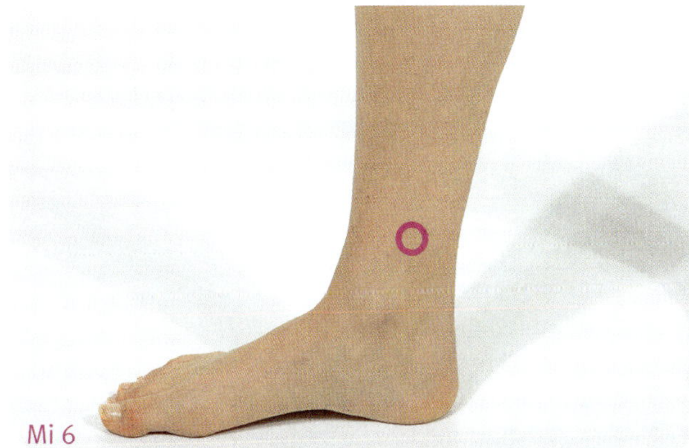

Mi 6

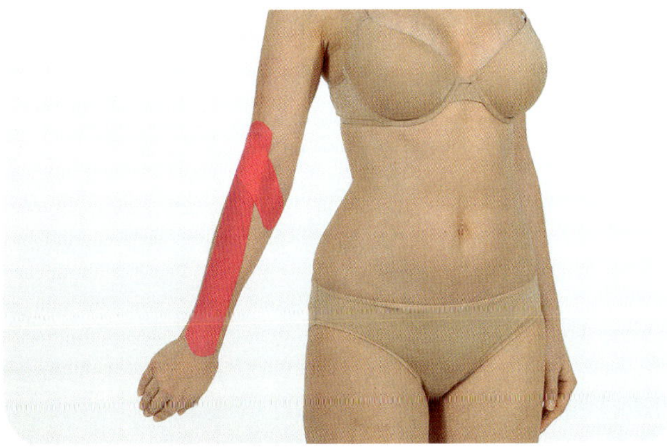

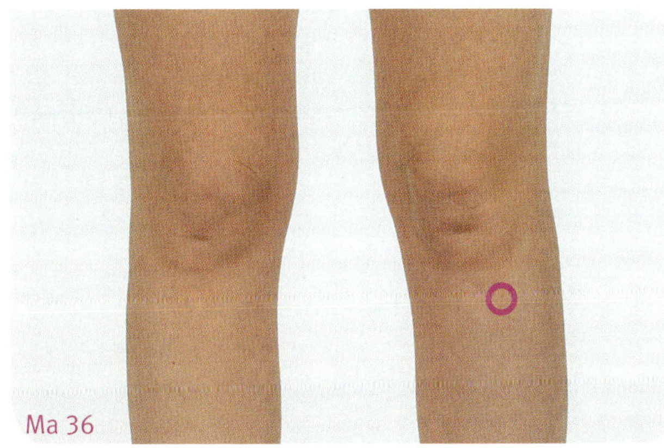

Ma 36

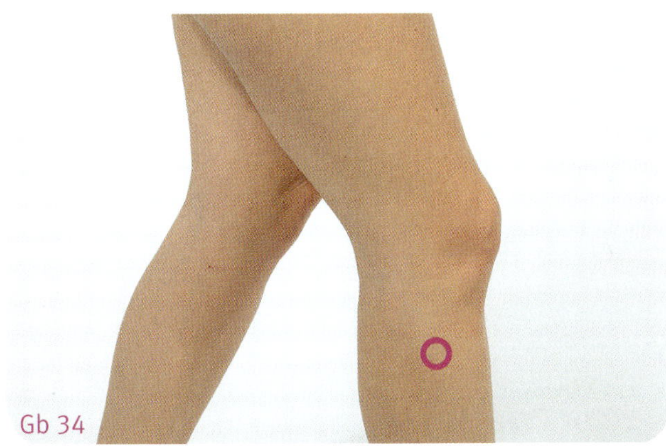

Gb 34

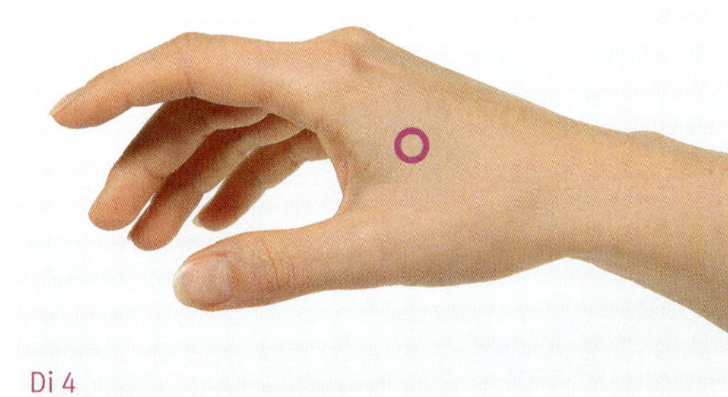

Di 4

Niedriger Blutdruck, Kreislaufschwäche

» Besonders im ersten Schwangerschaftsdrittel ist der Blutdruck häufig niedriger als sonst, was am schwangerschaftsbedingten Östrogenanstieg liegen kann, der die Blutgefäße weit stellt.

Vorübergehend zu niedriger Blutdruck ist ungefährlich; die Hypotonie sollte allerdings nicht zu ausgeprägt sein (also unter 100/60 mmHg) und auch nicht längerfristig anhalten, weil sonst die Plazenta und damit das Kind eventuell nicht ausreichend mit Sauerstoff und Nährstoffen versorgt werden. Müdigkeit, starker Durst, Kopfschmerzen oder Schwindel könnten auf einen zu niedrigen Blutdruck hinweisen.

In der TCM werden ein zu niedriger Blutdruck und Kreislaufschwäche als Symptome eines Energiemangels angesehen. Die Basistherapie besteht daher in einer Stärkung des Milz-Qi über das Milz-Tape. Mit dem BWS-Tape werden die Zustimmungspunkte (Seite 37), die entlang der Wirbelsäule auf dem Blasen-Meridian liegen, stimuliert.

Hebammen-Tipps: Bei Kreislaufschwäche und niedrigem Blutdruck muss auf eine ausreichende Trinkmenge geachtet werden (Mineralwasser oder gekühlte Kräutertees sind ideal). Die Schwangere sollte regelmäßig essen (lieber kleinere, dafür aber häufigere Mahlzeiten). Schwimmen und Spazierengehen vertreiben die Erschöpfung. Wechselduschen sind auch gut.

Basistherapie

Aku-Tapes

Milz-Tape (Seite 38),
BWS-Tape (Seite 54)

Differenzierung

Wenn die schwangere Frau zusätzlich zum niedrigen Blutdruck noch Schmerzen im Bereich der Lendenwirbelsäule spürt und unter Urogenitalerkrankungen leidet, können folgende Cross-Tapes Linderung verschaffen:

Cross-Tapes

Ni 3, Ni 6, LWS-Tape

Basis

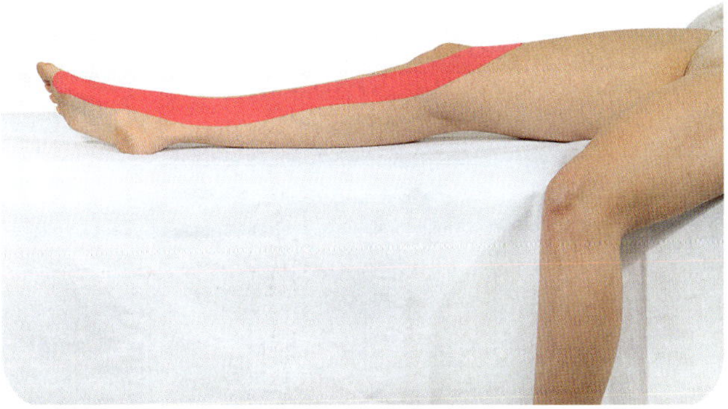

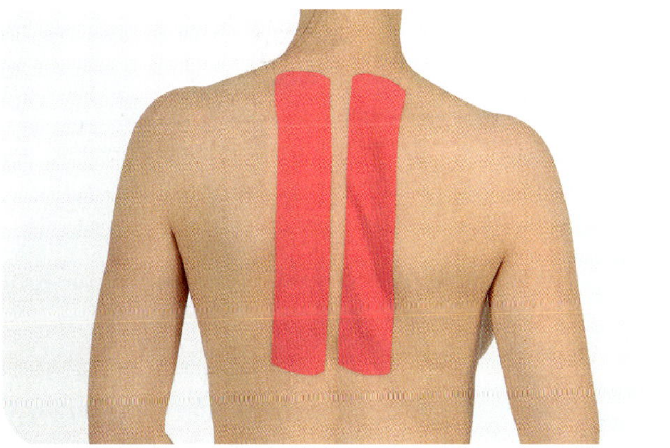

Differenzierung

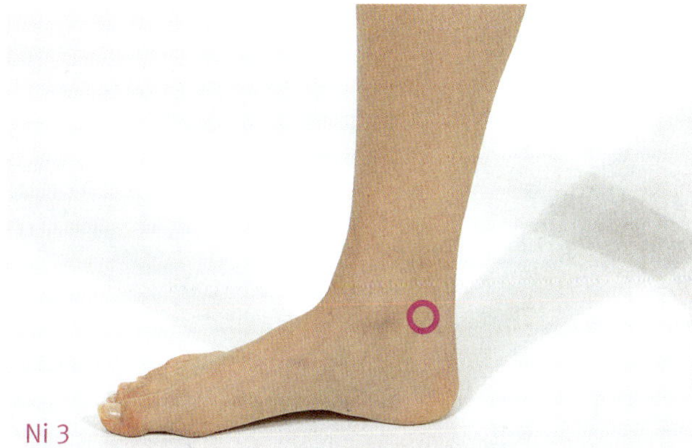

Ni 3

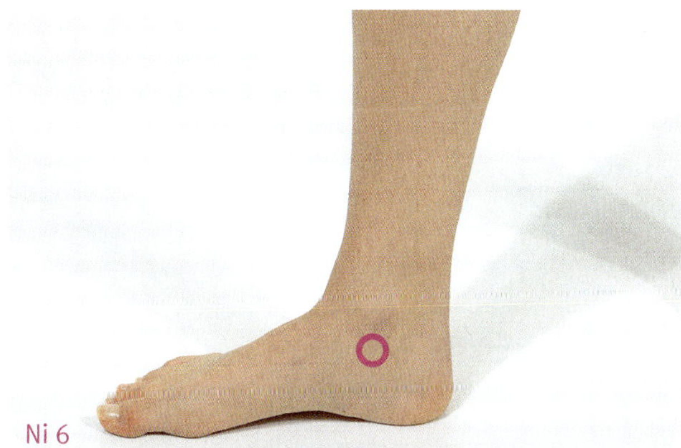

Ni 6

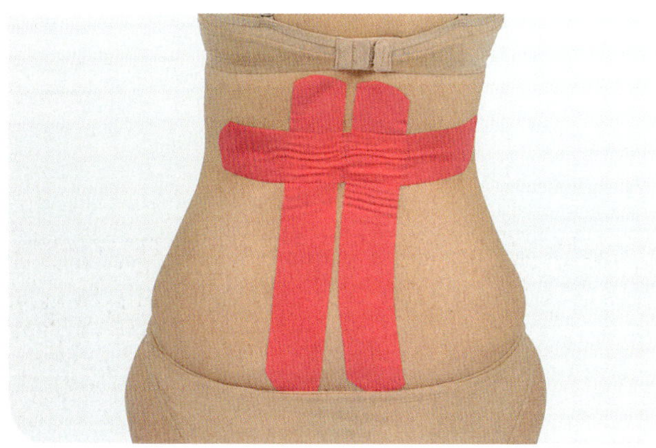

Psychosomatische Beschwerden

» Viele der Beschwerden, die in der Schwangerschaft auftreten können, haben neben den körperlichen Ursachen auch psychische Aspekte bzw. können auch rein psychisch bedingt sein.

Angst und Unentschlossenheit können beispielsweise Rückenbeschwerden auslösen oder zumindest mitbedingen (siehe Differenzierung 1). Anders als die Schulmedizin geht die TCM ohnehin davon aus, dass Körper und Seele immer zusammenwirken und daher auch körperliche und psychische Symptome Hand in Hand gehen. Disharmoniesymptome des Geistes wie Konzentrationsstörungen, Verwirrung oder Mangel an Lebensfreude bedürfen der Regulation des Herzens, weshalb das Herz-Tape die Basis bildet gemeinsam mit der Cross-Tape-Kombi zur Stärkung der Mitte.

Ma 36 befindet sich vier Querfinger unterhalb des Kniegelenks auf dem vorderen Schienenbeinmuskel. Mi 6 liegt vier Querfinger oberhalb des Innenknöchels hinter dem Schienenbeinknochen, hier kreuzen sich die drei Fuß-Yin-Leitbahnen. Ma 36 und Mi 6 sind wichtige Akupunkturpunkte, die beide allgemein bei psychosomatischen Erkrankungen behandelt werden.

Hebammen-Tipps: In der Schwangerschaft darf Mi 6 nicht zu stark stimuliert werden (was aber nur bei Nadelung dieses Akupunkturpunktes möglich ist), da sonst Wehen ausgelöst werden könnten.

Basistherapie

Aku-Tapes

Herz-Tape (Seite 44)

Cross-Tapes

Mi 6, Ma 36

Differenzierung 1

Leidet die Schwangere unter Angst und Unentschlossenheit und äußern sich ihre psychosomatischen Beschwerden als Beschwerden an der Lendenwirbelsäule und Urogenitalerkrankungen, so hat sich folgende Behandlung bewährt:

Cross-Tapes

Ni 3, Ni 6, LWS-Tape

Differenzierung 2

Bei emotionaler Unausgeglichenheit, Spannung sowie wechselnder Beschwerdesymptomatik können Sie die folgenden Cross-Tapes einsetzen:

Cross-Tapes

Le 3, Gb 34

Basis

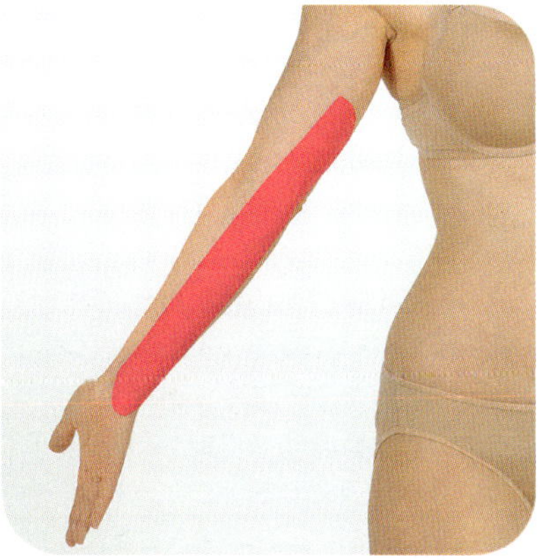

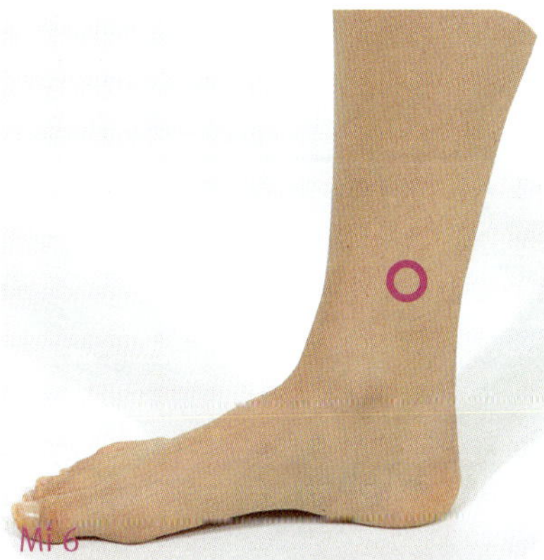

Mi 6

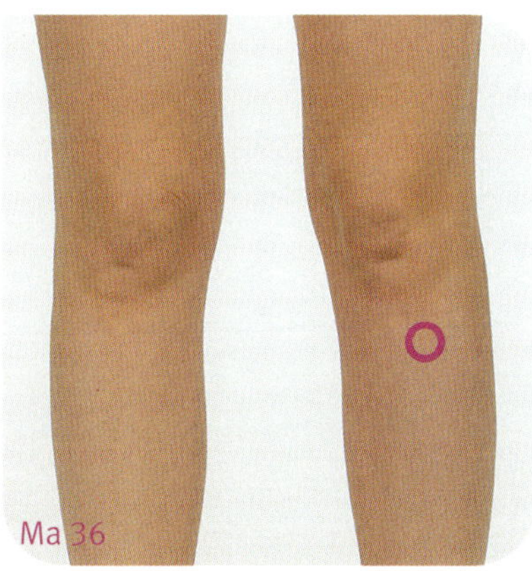

Ma 36

Differenzierung 1

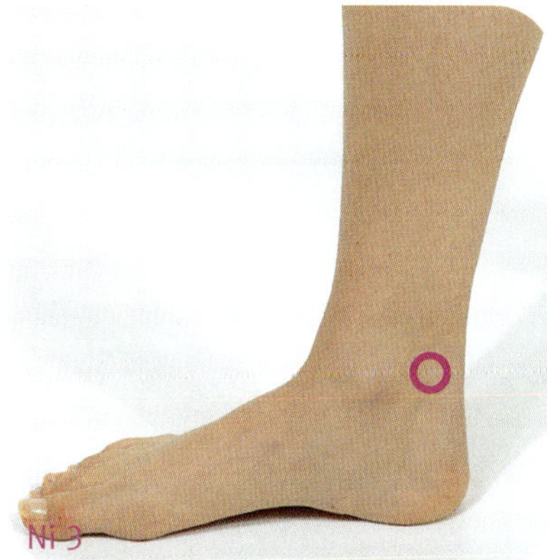

Ni 3

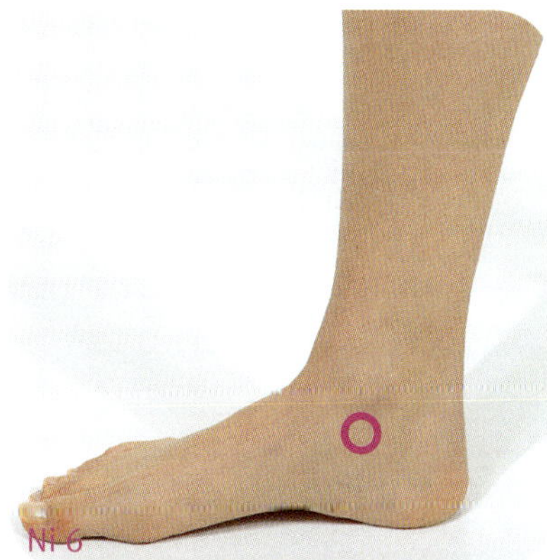

Ni 6

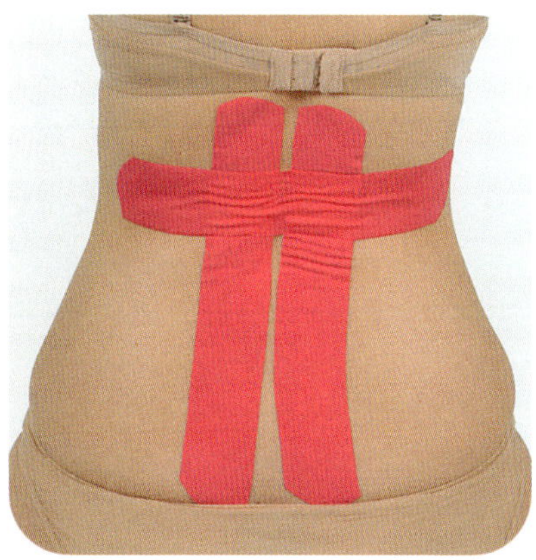

Differenzierung 2

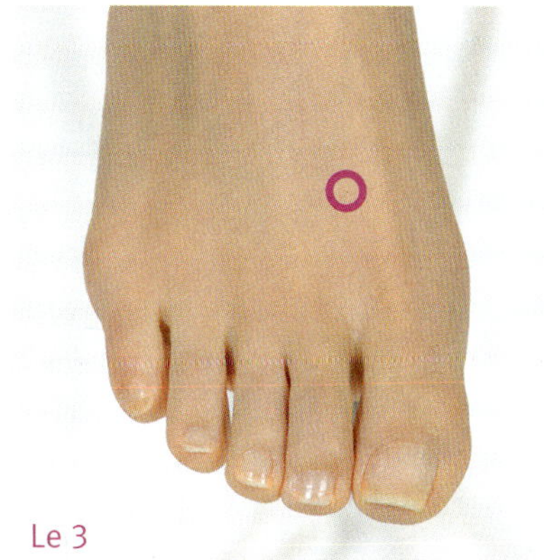

Le 3

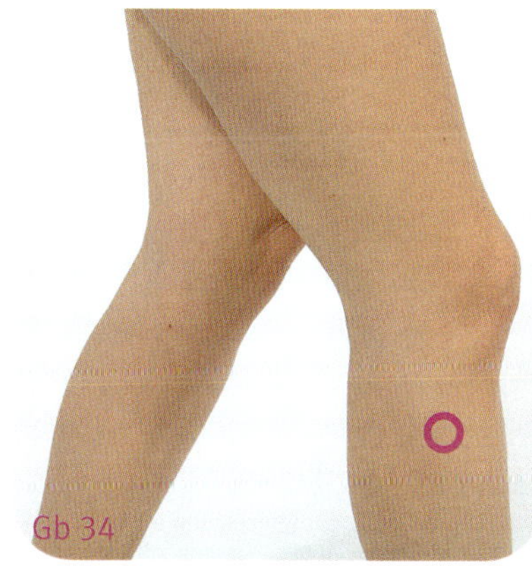

Gb 34

Rückbildungsstörung

» Wenn sich die Gebärmutter nachgeburtlich nur unzureichend zurückbildet und der Wochenfluss zu schwach oder zu stark ist, helfen auch TCM-Maßnahmen.

Bei Rückbildungsstörungen nach der Geburt liegt nach chinesischem Verständnis eine Stagnation von Qi und Blut vor. Die TCM-Therapie dient daher der Wiederherstellung des Qi-Flusses. Ein Wechsel aus täglichen Akupunkturbehandlungen und den beschriebenen Aku-Taping-Anlagen verbessert den Therapieerfolg.

Hebammen-Tipps: Um die Rückbildung zu fördern, sollte die Wöchnerin ihr Kind häufig anlegen.
Ein bewährtes Naturheilmittel ist Frauenmanteltee (z. B. aus der Apotheke). Davon sollte täglich 2 – 3 Tassen schluckweise getrunken werden.

Basistherapie

Aku-Tapes

KG-Tape vom Oberrand des Schambein (KG 3) bis unterhalb des Bauchnabels (KG 8), Milz-Tape (Seite 39), BWS-Tape (Seite 54)

Cross-Tapes

Ni 16, Di 4, Le 3, Mi 6, Ma 36

Basis

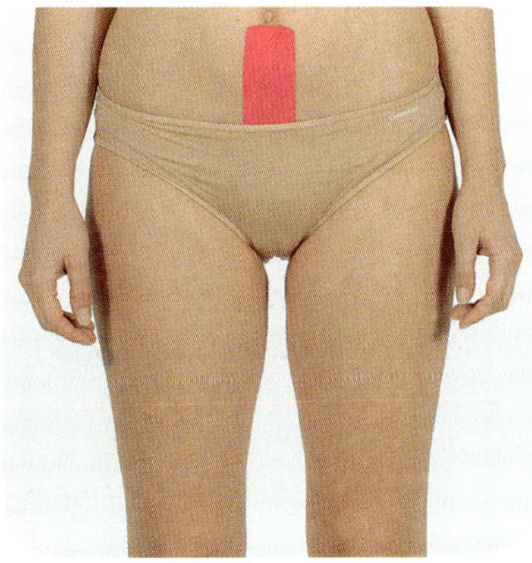

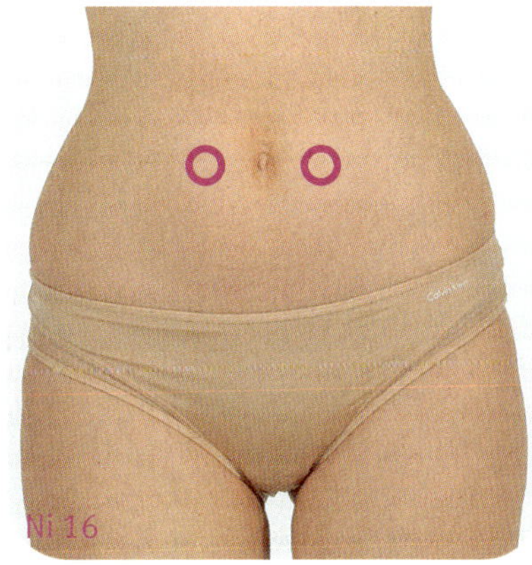

Ni 16

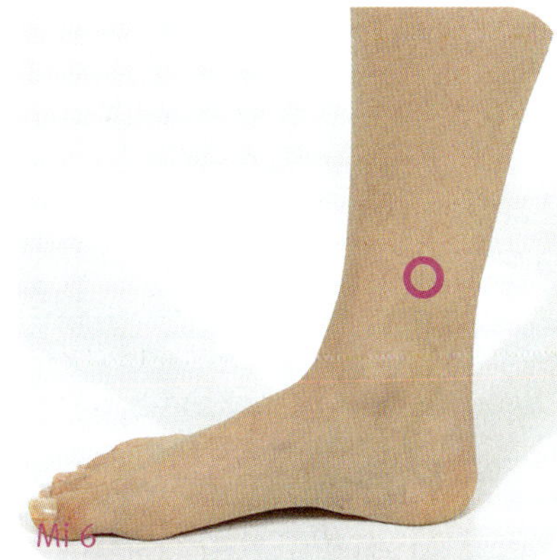

Mi 6

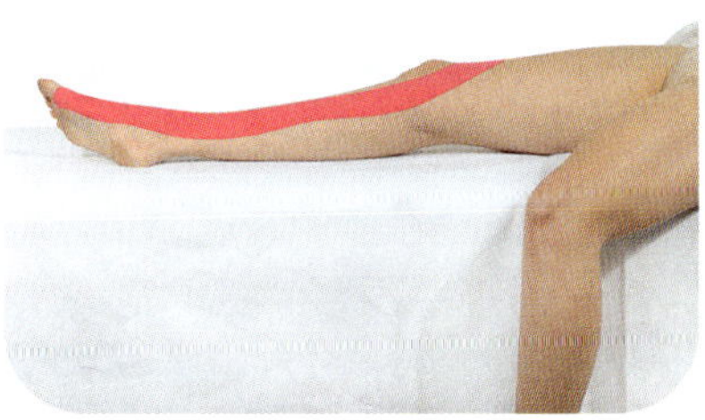

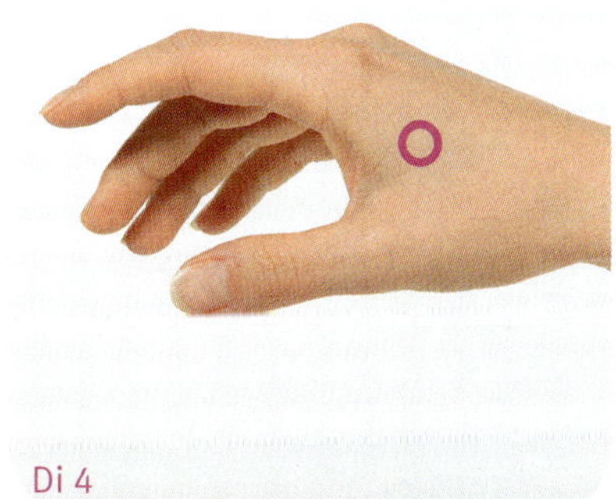

Di 4

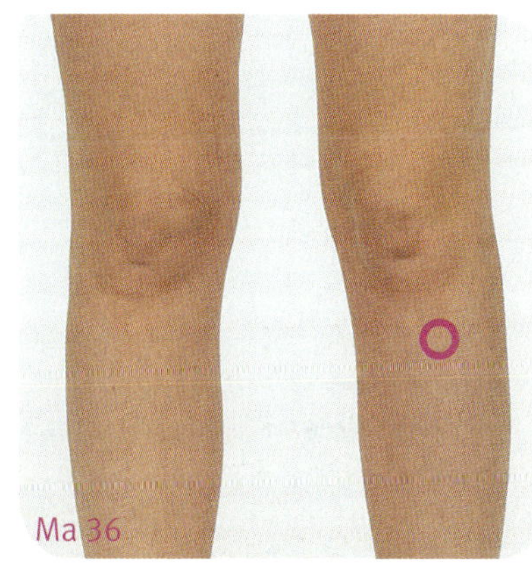

Ma 36

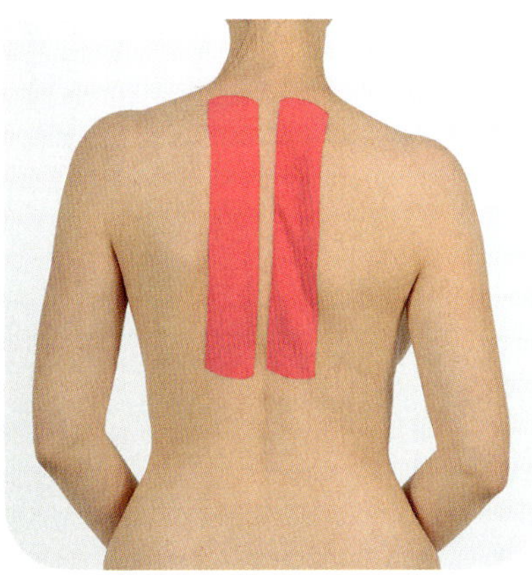

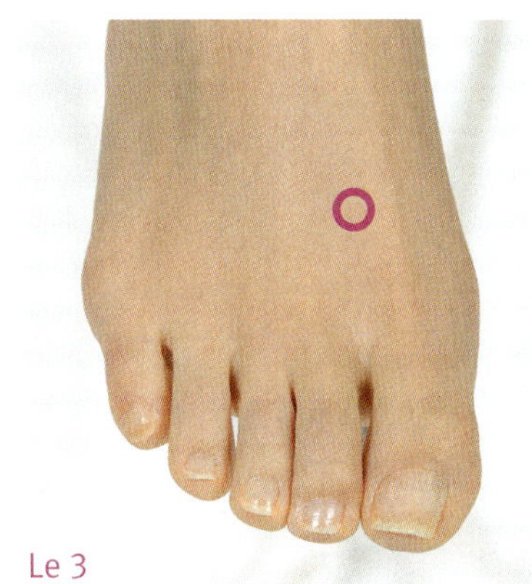

Le 3

Rückenschmerzen, Iliosakralgelenk-Blockade

» Rücken- bzw. Kreuzbeinschmerzen sind häufige Beschwerden in der Schwangerschaft. Sie entstehen durch die ganz natürliche hormonelle Auflockerung des Darmbein-Kreuzbein-Gelenks, die Lage und das Wachstum des Kindes, hier vor allem auch durch das zunehmende Gewicht der Gebärmutter.

Da die meisten chemischen Schmerzmittel zumindest im letzten Trimenon tabu sind, ist die Schmerzlinderung, die durch Aku-Taping und Akupressur bzw. Cross-Tapes erreicht werden kann, ein Segen für viele schwangere Frauen. Als Basis sollten das LWS-Tape und das Kreuzdarmbeingelenk-Tape angelegt werden. Zur Selbsthilfe Zuhause kann die schwangere Frau bei Bedarf Di 4 akupressieren. Der Druck oder die Massage dieses übergeordneten Schmerzpunktes kann sehr gut lindernd wirken.

Dü 3 ist ein weiterer Punkt, der zur Linderung von Rückenschmerzen akupressiert und/oder mit Cross-Tape behandelt werden kann.

Hebamme-Tipps: Bei Rückenschmerzen oder einer Iliosakralgelenk-Blockade kann das täglich mehrfache Einnehmen der Knie-Ellenbogen-Lage der Schwangeren Linderung verschaffen.

Basistherapie

Aku-Tapes

LWS-Tape (Seite 52), Kreuzdarmbeingelenk-Tape (Seite 58), beiseits kleben

Cross-Tapes

Di 4, Dü 3

Basis

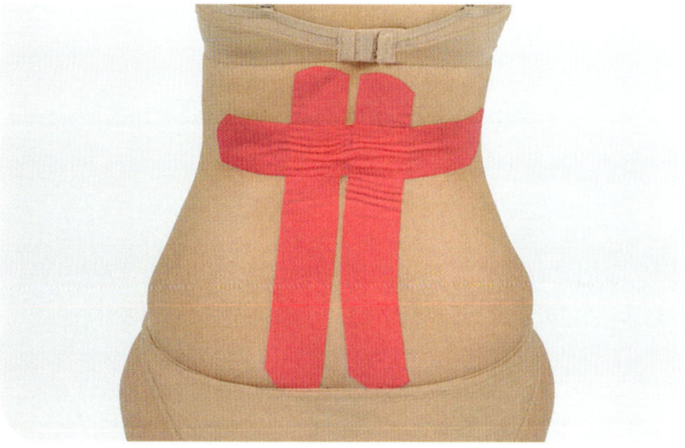

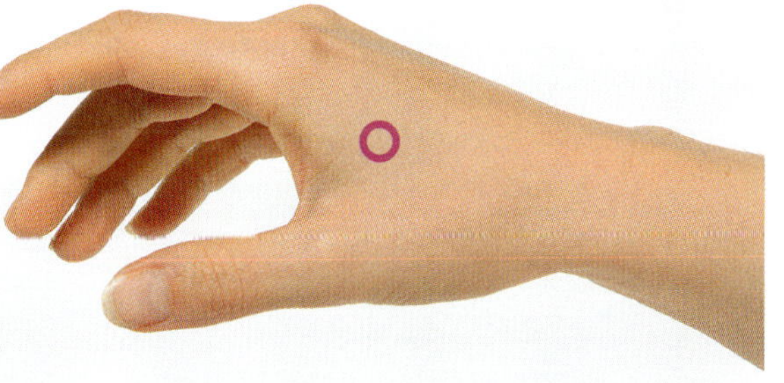

Di 4

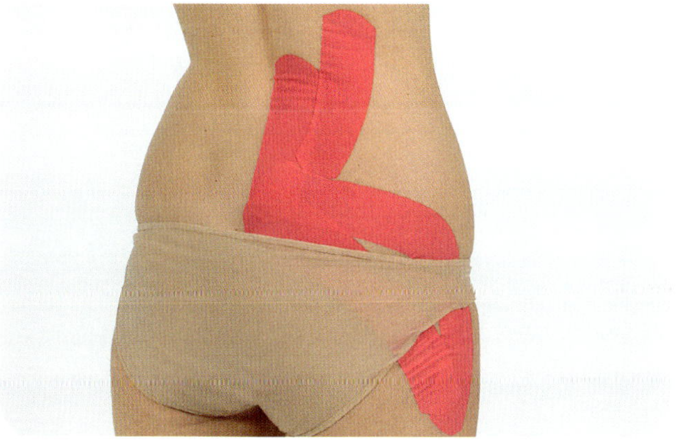

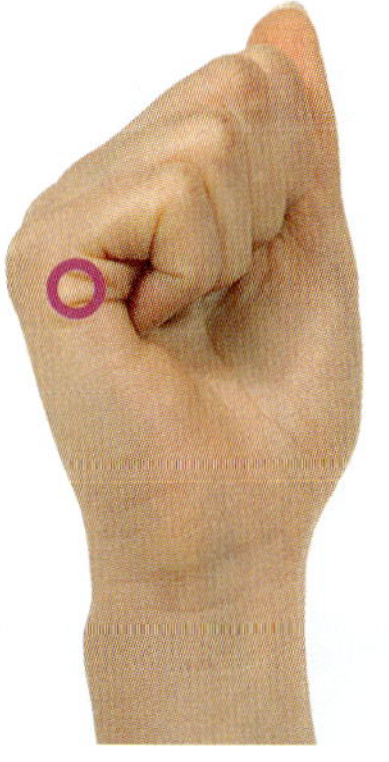

Dü 3

Schmerzlinderung unter der Geburt

» Auch bei der Linderung der Schmerzen, die im Laufe einer Geburt auftreten, können Akupunktur, Akupressur und Aku-Taping unterstützend eingesetzt werden.

Die kompetente, haltgebende und beruhigende Begleitung der Gebärenden wirkt sich maßgeblich auf deren Erleben unter der Geburt aus. Es ist wichtig, dass alle unterstützenden, alternativen Maßnahmen eventuell schon vorab besprochen/eingeübt und im Verlauf angeleitet/angeboten werden. Schmerzlindernd und beruhigend wirken u. a. Wärmeanwendungen, Entspannungsübungen, ruhiges Atmen, Massagen und bestimmte Bewegungen, z. B. Beckenkreisen.

Die genannten Tapes werden vorab aufgebracht. Unter der Geburt ist eine zusätzlich Nadelung oder Akupressur der genannten Akupunkturpunkte möglich. Dabei ist Di 4 wieder als herausragender, übergeordneter Schmerzpunkt zu nennen, dessen Behandlung auch den Geburtsverlauf beschleunigt.

Basistherapie

Aku-Tapes

LWS Tape (Seite 52), Kreuzdarmbeingelenk-Tape (Seite 58), beidseits kleben

Cross-Tapes

Di 4, Ma 44, Mi 6, He 7, Le 3

Basis

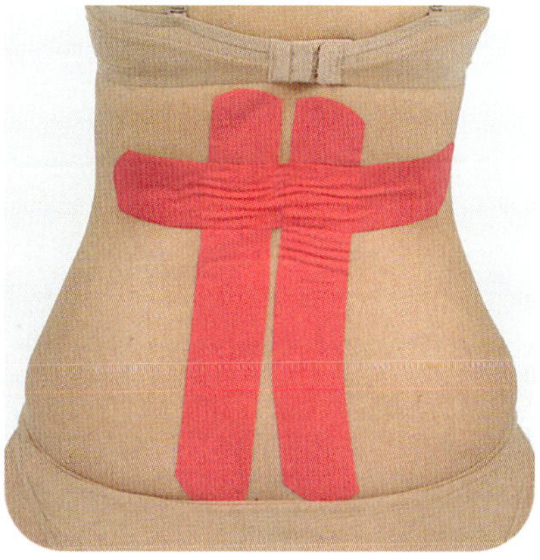

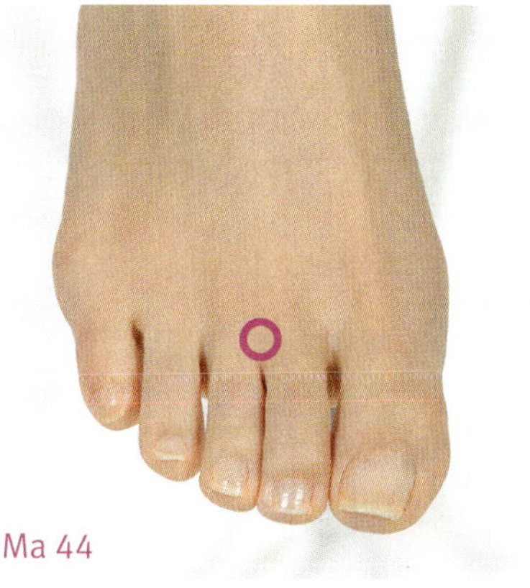

Ma 44

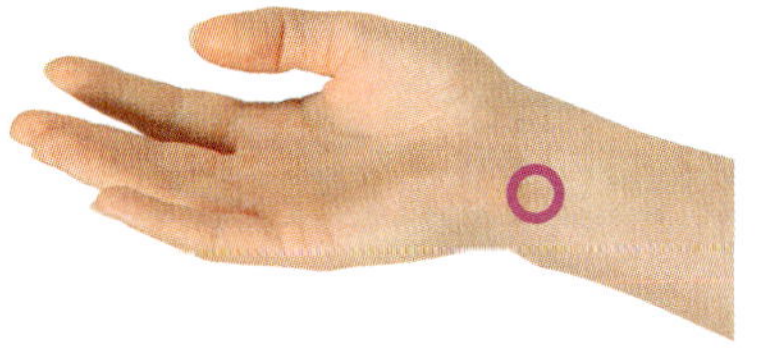

He 7

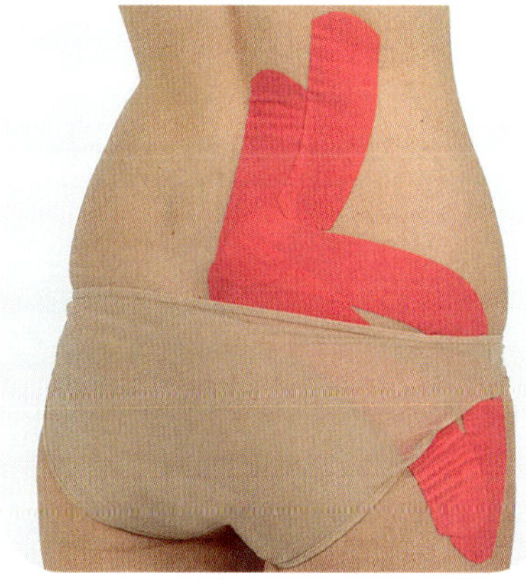

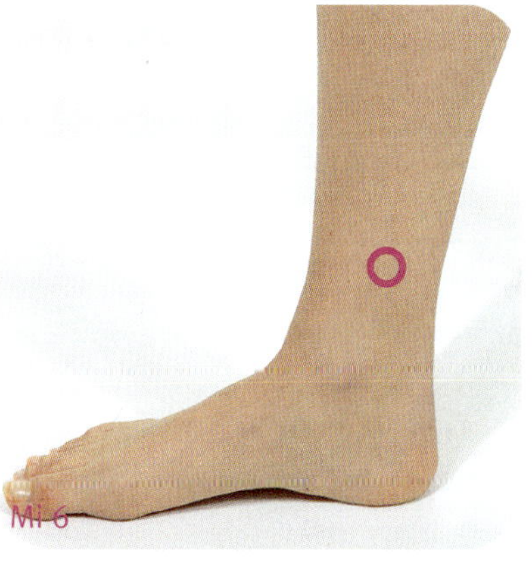

Mi 6

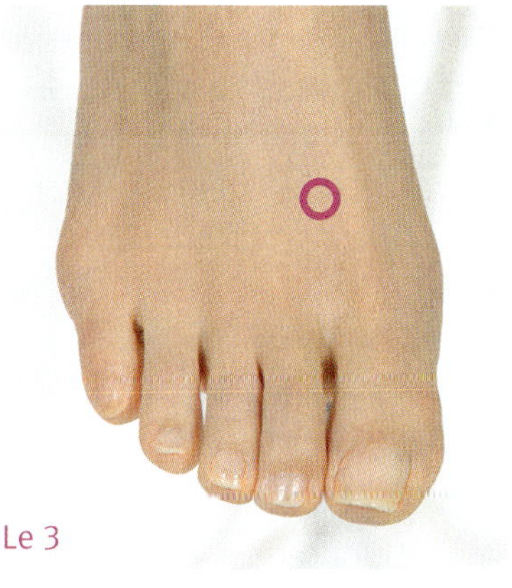

Le 3

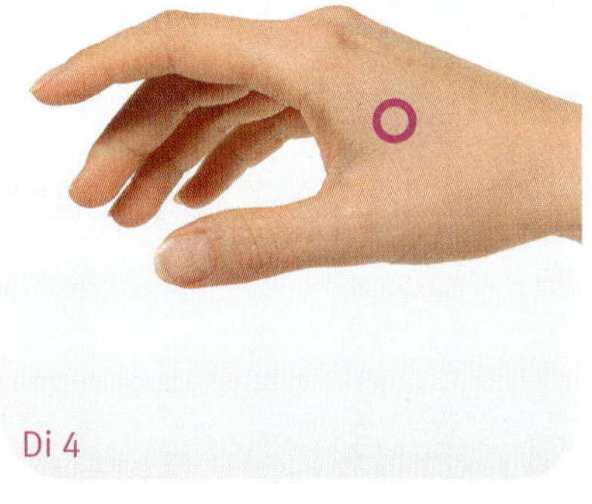

Di 4

Schwangerschaftsstreifen, Orangenhaut (Cellulite)

» Durch die enorme Dehnung der Hautschichten und des Bindegewebes sowie die hormonellen Veränderungen während der Schwangerschaft kommt es häufig im Bauchbereich, aber auch an Rücken und Oberschenkeln zu Schwangerschaftsstreifen.

Erstgebärende, übergewichtige Frauen und Frauen mit einer bekannten Bindegewebsschwäche sind besonders oft davon betroffen. Bei diesen Schwangeren kann es daher sinnvoll sein, vorbeugend mit Aku-Tape zu behandeln. Aber auch bei schon bestehenden Schwangerschaftsstreifen bzw. Orangenhaut (Cellulite) kann Aku-Taping die Rückbildung fördern. Wenn die Aku-Tapes prophylaktisch anwenden werden, so ist es sinnvoll, die Tapes in Intervallen aufzukleben, um Hautreizungen zu vermeiden. Hier hat sich folgender Rhythmus bewährt: fünf Tage Aku-Tapes, drei Tage Ruhepause.

Da das Bindegewebe in der TCM der Milz zugeordnet ist, sollte die Milz mit dem entsprechenden Tape gestärkt werden. Das BWS-Tape stimuliert die Zustimmungspunkte (Seite 35), die auf dem Rücken liegen. Die Bauchmuskeltapes sorgen unterstützend für lokale Bindegewebsmassage und Lymphdrainage im Bauchbereich.

Basistherapie

Aku-Tapes

Milz-Tape (Seite 38),
BWS-Tape (Seite 54),
Bauchmuskel-Tape (gerade Anteile, beidseits) (Seite 60), Bauchmuskel-Tape (schräge Anteile, beidseits) (Seite 62)

Basis

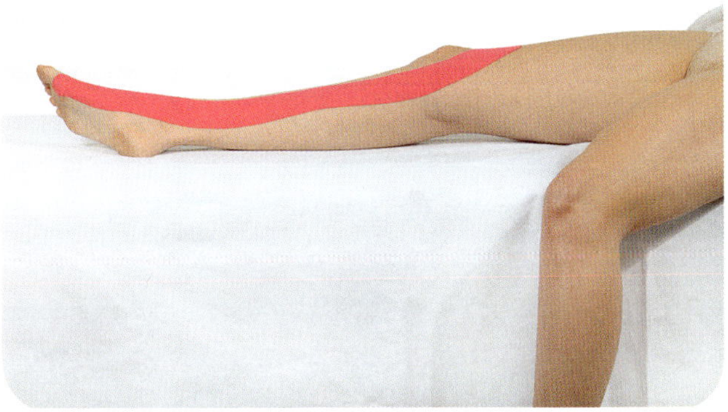

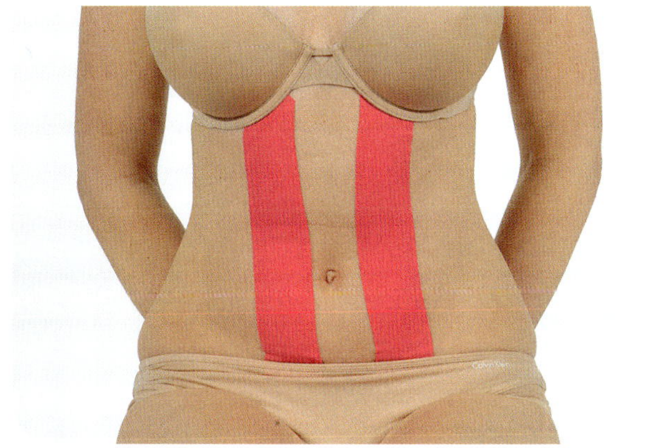

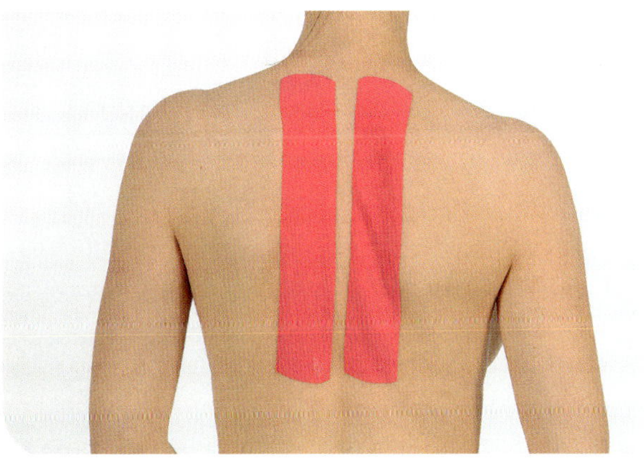

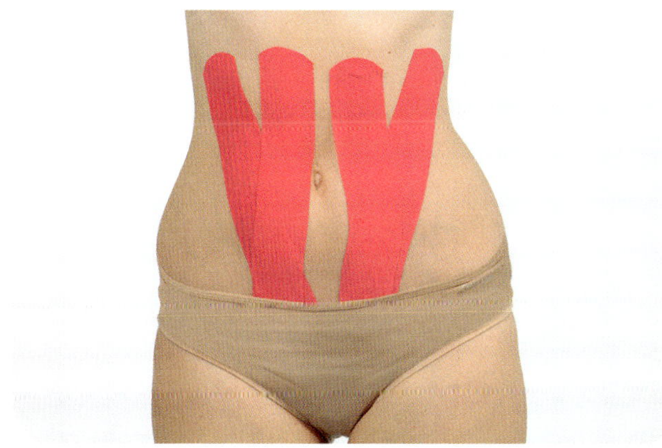

Übelkeit, Erbrechen, Sodbrennen

» Das häufig in der Frühschwangerschaft auftretende morgendliche Erbrechen spricht sehr gut auf die Behandlung der entsprechenden Akupunkturpunkte an.

Der wichtigste Punkt, den die schwangere Frau bei auftretender Übelkeit sofort akupressieren sollte, ist Pe 6. Sie kann diesen Punkt massieren oder drücken, bis der Brechreiz spürbar nachlässt. Zu finden ist Pe 6 an der Innenseite des Armes, genau mittig zwischen den beiden Beugesehnen, zwei daumenbreit oberhalb des Handgelenks. KG 12 ist der Alarmpunkt des Magens. Er eignet sich besonders zur Behandlung von Druck- und Völlegefühl im Oberbauch. Ma 36 wird bei Funktionsstörungen des Magen-Darm-Trakts behandelt, was u. a. das Magen- und Milz-Qi kräftigt. Die Stimulierung von Ma 36 wirkt auch seelisch stabilisierend. Mit dem Aufkleben des BWS-Tapes werden die Zustimmungspunkte (Seite 35) am Rücken angesprochen. Bei Sodbrennen besteht nach TCM-Sicht »Magen-Hitze«; behandelt werden Ma 44 und Mi 6.

Hebammen-Tipps: Bei morgendlicher Übelkeit sollte schon vor dem Aufstehen eine Kleinigkeit gegessen werden. Schluckweises Trinken und regelmäßig kleine Mahlzeiten sowie Ruhe und Schonung helfen ebenfalls. Gut gegen Sodbrennen sind Nüsse und Kartoffelsaft. Kaffee, schwarzer Tee, Süßigkeiten und Obstsäfte sollten vermieden werden. Beim Liegen muss auf eine erhöhte Lagerung des Oberkörpers geachtet werden.

Basistherapie

Aku-Tapes

Magen Tape (Seite 48),
BWS-Tape (Seite 54)

Cross-Tapes

Pe 6, KG 12, Ma 36

Differenzierung

Bei Sodbrennen hat sich die folgende zusätzliche Behandlung bewährt:

Cross-Tapes

Ma 44, Mi 6

Basis

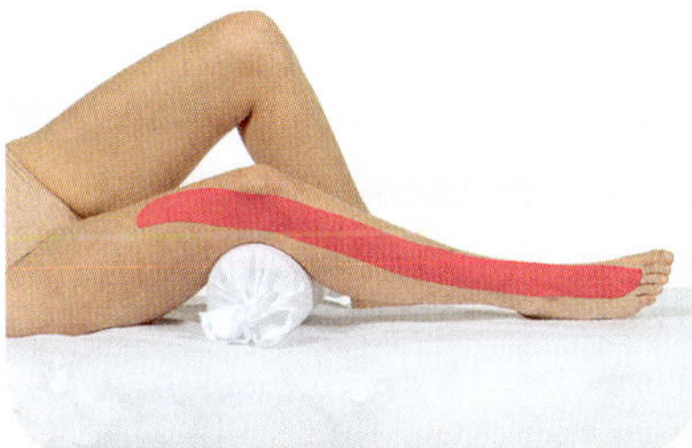

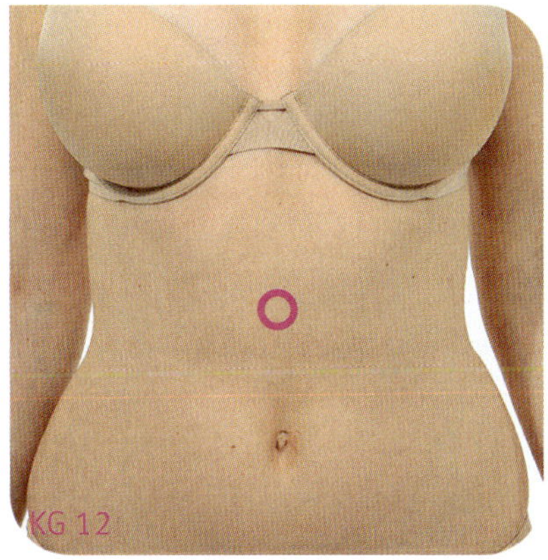

KG 12

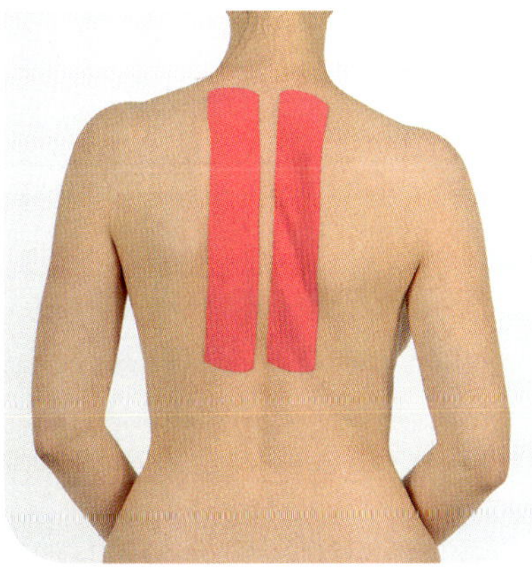

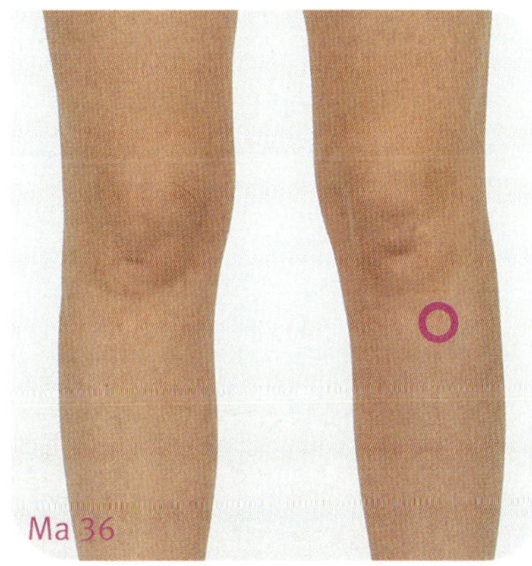

Ma 36

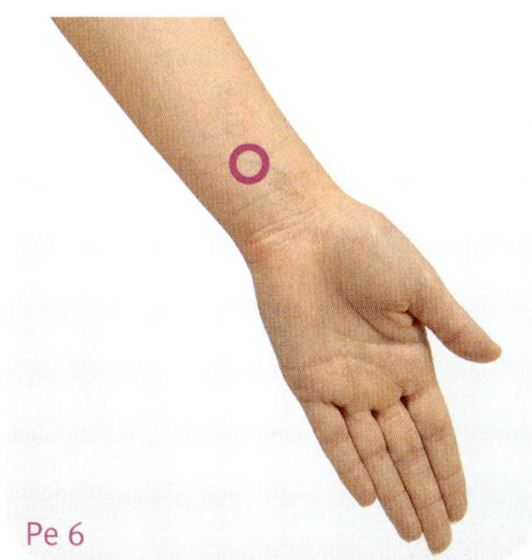

Pe 6

Differenzierung

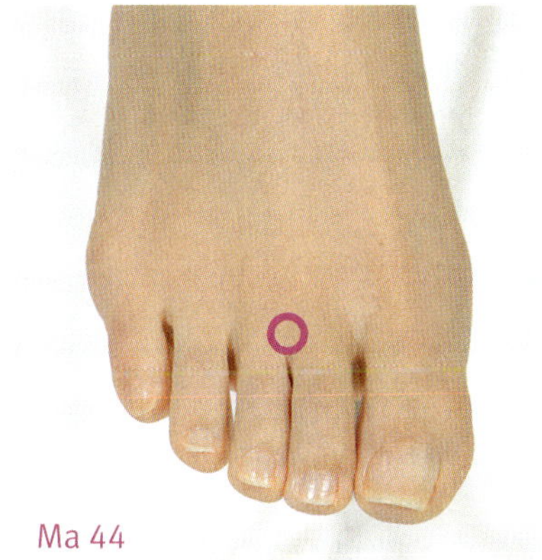

Ma 44

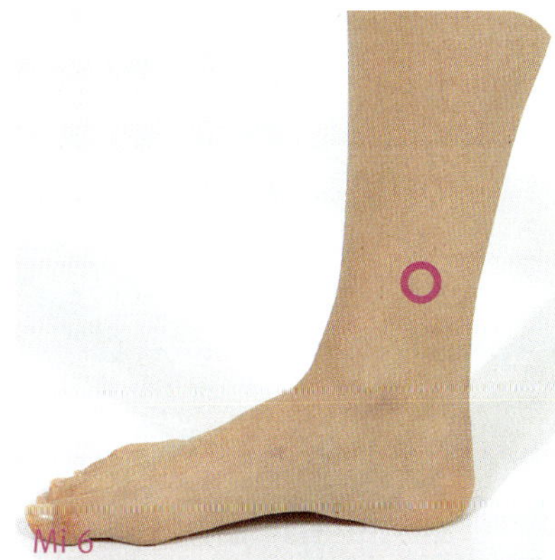

Mi 6

Wadenkrämpfe

» Nächtliche Wadenkrämpfe können in der Schwangerschaft gehäuft auftreten, wenn die sich ausdehnende Gebärmutter auf die Beinnerven drückt.

Aber auch ein Mineralstoffmangel, z. B. Magnesium- oder Kalziummangel, kann Auslöser für die Wadenkrämpfe sein, was sich durch entsprechende Nahrungsmittel oder Nahrungsergänzungsmittel beheben lässt. Bei einem akuten Krampf sollte der Wadenmuskel gedehnt und eventuell massiert werden. Vorbeugend wirkt entsprechende Fußgymnastik.

Die beschriebenen Aku-Tapes können die Krampfneigung herabsetzen, indem die Muskulatur entspannt und die zuständigen Akupunkturpunkte stimuliert werden.

Hebammen-Tipps: Schwimmen ist die ideale Bewegungsform für die Schwangere, um die Neigung zu Wadenkrämpfen zu verringern.

Basistherapie

Aku-Tapes

Zur Vordehnung der Wade legen Sie sich auf den Bauch, und zwar so, dass der Fuß, der getapet wird, etwas über die Liege hinausragt. Strecken Sie nun das Bein und ziehen Sie die Fußspitze zum Körper hin an (Foto 1).

Kleben Sie einen Y-Tape-Streifen von der Mitte der Fußsohle, über die Achillessehne und dann die beiden geteilten Streifen links und rechts des Wadenmuskelbauchs bis hinauf in die Kniekehle auf (Foto 2).

Ein kurzer Tape-Streifen wird von der Ferse aus rechts und links nach oben über beide Fußknöchel (Innen- und Außenseite) geklebt (Foto 3).

Ein dritter kurzer Tape-Streifen wird von der Achillessehne rechts und links über beide Fußknöchel (Innen- und Außenseite) geklebt (Foto 3).

BWS-Tape (Seite 54)

Cross-Tapes

Le 3, Gb 34

Basis

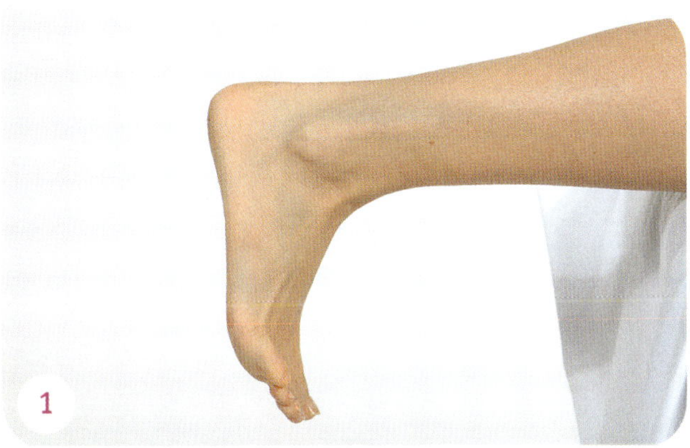
1

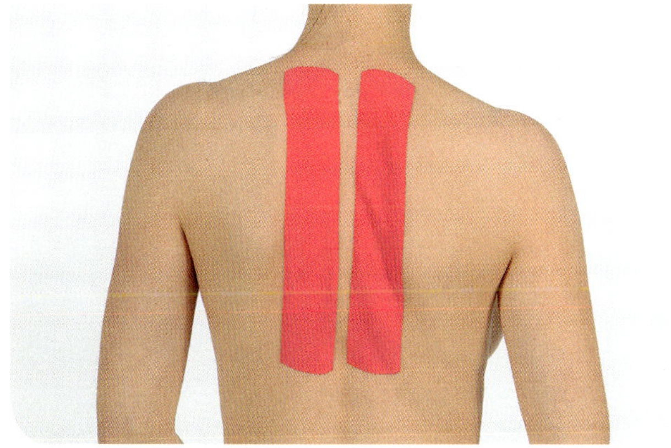

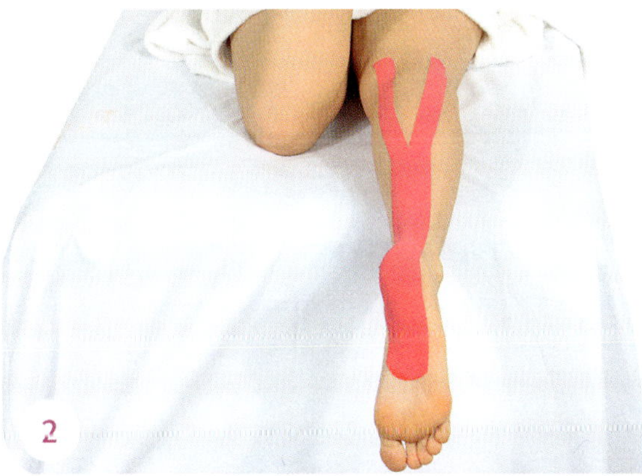
2

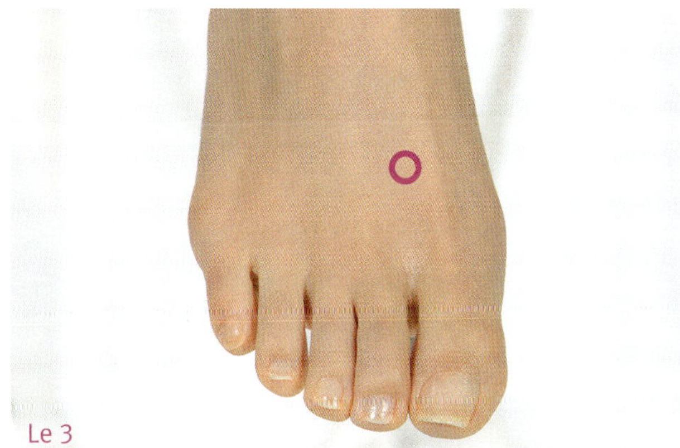
Le 3

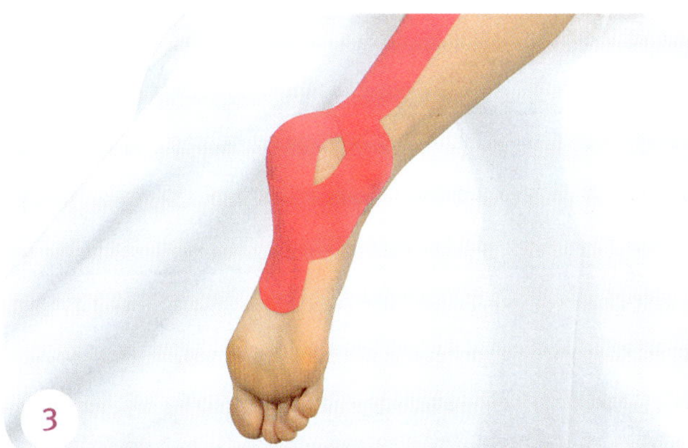
3

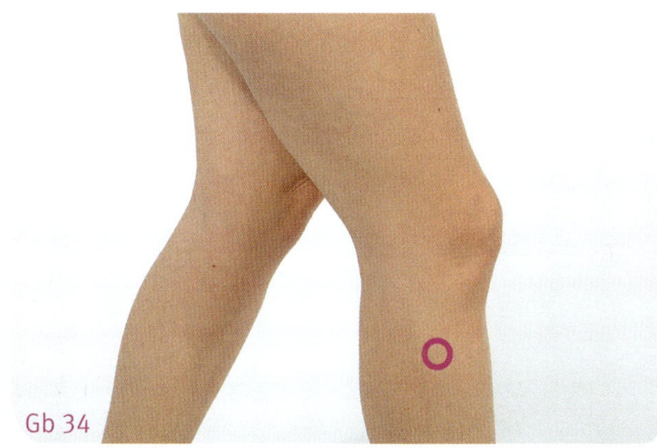
Gb 34

Wassereinlagerungen (Ödeme)

» Schwere, geschwollene Beine sind eine Folge der Wassereinlagerungen, die der Schwangeren vor allem im letzten Trimenon zusetzen können.

Im Tagesverlauf immer mal wieder die Füße hochzulegen und nicht zu lange zu stehen, sind einfache, aber bewährte Mittel gegen schwere Beine. Daneben ist regelmäßige, leichte Bewegung wie Spaziergänge sehr zu empfehlen; Schwimmen, Wassergymnastik, Wassertreten oder Wechselduschen fördern die Muskelpumpe in den Beinen und damit den Blutrückfluss. Die Beine können auch immer wieder herzwärts ausgestrichen werden.

Hebammen-Tipps: Auch die Ernährung beeinflusst die Ödembildung. Empfehlenswert für die Schwangere sind eiweißreiche Nahrungsmittel wie Fisch- und Fleischgerichte; auch Mahlzeiten mit Kartoffeln oder Getreide wirken sich günstig aus. Zudem empfiehlt sich eine vollwertige, nicht salzarme Ernährung. Eine ausreichende Trinkmenge ist sehr wichtig.

Basistherapie

Aku-Tapes

Milz Tape (Seite 38)
LWS-Tape

Cross-Tapes

Ma 36, Ni 3, Ni 6, Mi 9

Basis

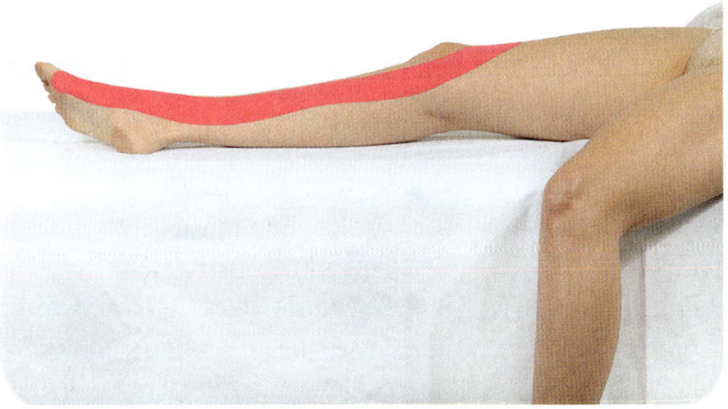

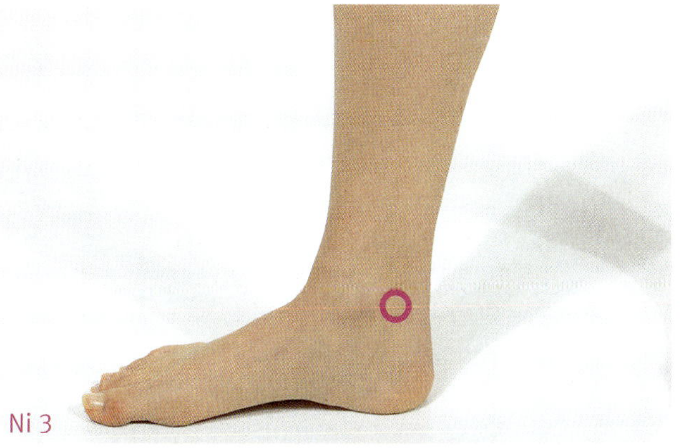

Ni 3

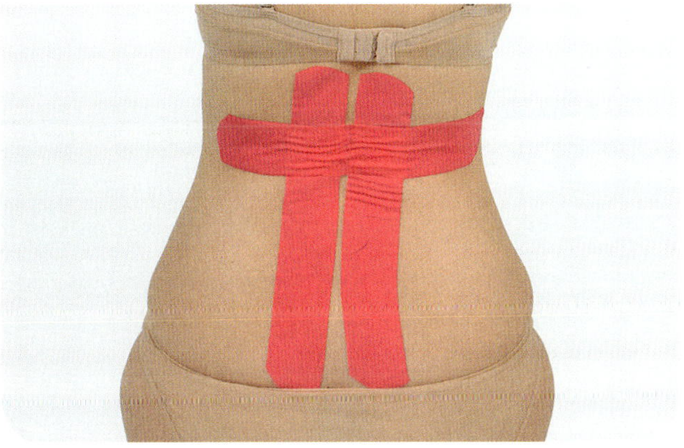

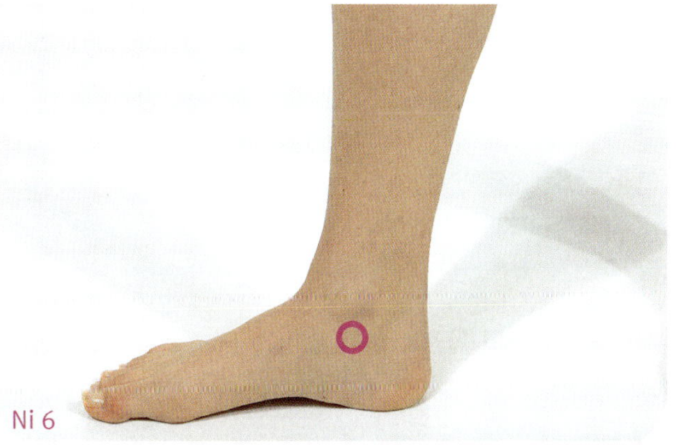

Ni 6

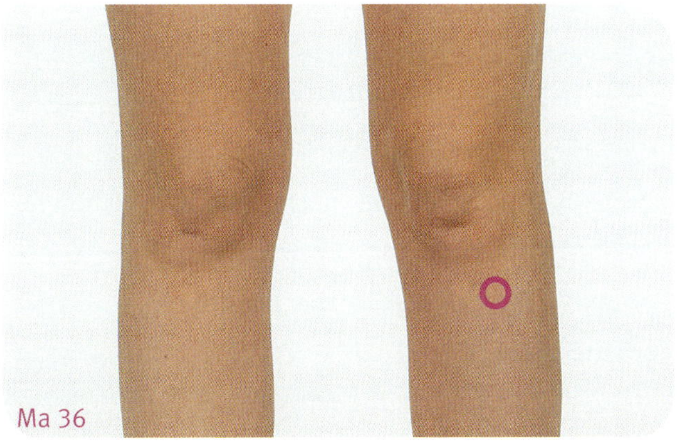

Ma 36

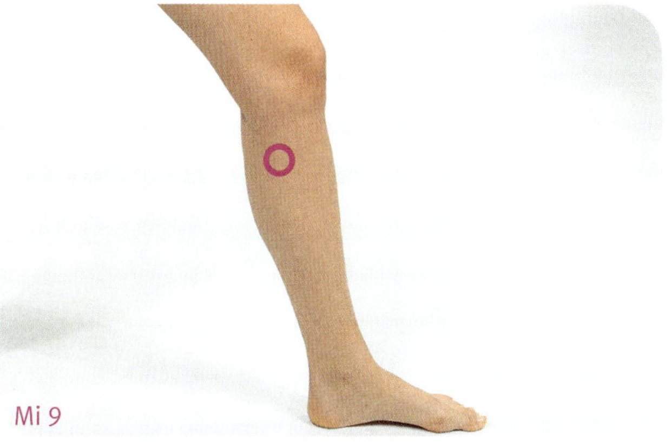

Mi 9

Service

Therapeuten für Aku-Taping finden

In Deutschland gibt es bislang weder für die Akupunktur-Behandlung noch für die Aku-Taping-Behandlung allgemein verbindliche Qualitätsstandards. Wir möchten Ihnen dennoch einige Qualitätsstandards nennen, die wir für wichtig und erforderlich halten, um Ihnen so die Wahl des richtigen Therapeuten zu erleichtern.

Die Kompetenz erkennen

Grundsätzlich sollte der behandelnde Arzt eine fundierte Ausbildung haben, zum Beispiel als Facharzt für Allgemeinmedizin (Praktischer Arzt) oder als Facharzt für Orthopädie, Innere Medizin oder Gynäkologie. Weiter ist es wichtig, dass sich der jeweilige Arzt intensiv mit naturheilkundlichen Erkenntnissen und Behandlungsmethoden befasst hat. Dies lässt sich meist daran feststellen, dass er eine Zusatzbezeichnung führt wie: Naturheilverfahren, Homöopathie, Chirotherapie, Sportmedizin, Rehabilitative Medizin, physikalische Therapie, spezielle Schmerztherapie. Aus der jeweiligen Zusatzbezeichnung, deren Führung eine zeitlich aufwendige Weiterbildung erfordert, erschließen sich Ihnen die Schwerpunkte der Behandlungstätigkeit der Praxis.

Zusatzbezeichnung Akupunktur: Unabdingbare Voraussetzung für das richtige Durchführen des Aku-Tapings ist eine fundierte Ausbildung in Akupunktur und Chinesischer Medizin. Die Zusatzbezeichnung Akupunktur sollte Mindestvoraussetzung sein. Diese Bezeichnung darf führen, wer eine 200 Stunden umfassende Ausbildung in Akupunktur abgeschlossen hat. Das sogenannte Akupunktur-B-Diplom, das einer 350 Stunden umfassenden Vollausbildung in Akupunktur entspricht, ist wünschenswert. Fragen Sie Ihren behandelnden Arzt nach seinen Zusatzqualifikationen. Ein entsprechend ausgebildeter und fortgebildeter Arzt bzw. eine solche Ärztin wird Ihnen gerne Auskunft über seinen bzw. ihren Ausbildungsweg geben.

Zertifizierung: Ein weiteres wichtiges, wenn auch bisher wenig verbreitetes Qualitätsmerkmal einer Arztpraxis ist die Zertifizierung, wie wir sie vor allem aus der Industrie kennen. Es gibt aber auch Ärzte, die über solche Zertifikate verfügen, das heißt, sie haben ihren gesamten Praxisablauf zertifizieren lassen. Dies halten wir für ein weiteres Kriterium für die Beurteilung der Qualität einer Praxis.

Behandler über das Internet suchen

Bei der Suche nach dem richtigen Therapeuten sind Ihnen auch die Landesärztekammern behilflich, die meist über Informationen verfügen, welche Ärzte eine Akupunkturausbildung abgeschlossen haben und über die Zusatzbezeichnung Akupunktur verfügen. Ferner besteht die Möglichkeit, über das Internet unter entsprechenden Suchbegriffen einen Therapeuten zu finden. Besonders empfehlen können wir hier das Internetportal der unabhängigen Stiftung Gesundheit:
www.arztauskunft.de

Die Auskunft der Ärztekammern finden sie unter:
www.arztfindex.de

Bei der Suche nach einer Hebamme hilft:
www.hebammensuche.de

Weitere hilfreiche Internetadressen

Informationen zum Thema Aku-Taping und zur TCM finden Sie auf unserer Homepage
www.zcmn.de

Weitere interessante Internetadressen zur Akupunktur und TCM sind:
www.daegfa.de
www.dgfan.de
www.akupunktur-arzt.de
www.tcm.edu
www.dgtcm.de
www.tcm-forum.de
www.akupunktur-aktuell.de

Informationen für und über Hebammen finden Sie unter:
www.hebammenverband.de

Aku-Taping-Ausbildung für Hebammen

Ausbildung in Aku-Taping speziell zugeschnitten auf die praktischen Bedürfnisse von Hebammen im täglichen Behandlungsalltag z. B. bei

Pro Medico
Medizinische Fortbildungsgesellschaft mbH
Postfach 1331
67108 Mutterstadt
Telefon: 0 18 05/34 32 32
www.pro-medico-fortbildung.com

Bezugsquellen

Taping-Material von verschiedenen Herstellern können Sie aus unterschiedlichen Quellen – auch über das Internet – beziehen. Beim Preisvergleich sollten Sie vor allem auf die unterschiedliche Länge der angebotenen Tapes achten. Das vermeintlich billige Tape kann unter Umständen teurer sein, weil nur vier statt fünf Meter auf der Tape-Rolle sind. Ein guter und preiswerter Anbieter ist zum Beispiel:

Deutscher Akupunktur Vertrieb GbR
Bürgermeister-Vehrs-Str. 2
25746 Heide
Telefon: 04 81/8 84 72
www.akupunktur-vertrieb.de

Stichwortverzeichnis

Bibliografische Information der Deutschen Nationalbibliothek
Die Deutsche Nationalbibliothek verzeichnet diese Publikation in der Deutschen Nationalbibliografie; detaillierte bibliografische Daten sind im Internet über http://dnb.d-nb.de abrufbar.

Programmplanung: Sibylle Duelli

Redaktion: Anne Bleick, Stuttgart
Bildredaktion: Christoph Frick

Umschlaggestaltung und Layout:
CYCLUS Visuelle Kommunikation, Stuttgart

Coverfoto: Corbis
Innenbebilderung: Axel Nickolaus, Berlin

1. Auflage 2016

Printed in Germany

Satz und Repro: Ziegler und Müller, Kirchentellinsfurt
gesetzt in: APP/3B2, Version 9.1 Unicode
Druck: AZ Druck und Datentechnik GmbH, Kempten

Gedruckt auf chlorfrei gebleichtem Papier

ISBN 978-3-432-10252-8

1 2 3 4 5 6

Auch erhältlich als E-Book:
eISBN (ePUB) 978-3-432-10254-2
eISBN (PDF) 978-3-432-10253-5

Wichtiger Hinweis: Wie jede Wissenschaft ist die Medizin ständigen Entwicklungen unterworfen. Forschung und klinische Erfahrung erweitern unsere Erkenntnisse. Ganz besonders gilt das für die Behandlung und die medikamentöse Therapie. Bei allen in diesem Werk erwähnten Dosierungen oder Applikationen, bei Rezepten und Übungsanleitungen, bei Empfehlungen und Tipps dürfen Sie darauf vertrauen: Autoren, Herausgeber und Verlag haben große Sorgfalt darauf verwandt, dass diese Angabe dem Wissensstand bei Fertigstellung des Werkes entsprechen. Rezepte werden gekocht und ausprobiert. Übungen und Übungsreihen haben sich in der Praxis erfolgreich bewährt.

Eine Garantie kann jedoch nicht übernommen werden. Eine Haftung des Autors, des Verlags oder seiner Beauftragten für Personen-, Sach- oder Vermögensschäden ist ausgeschlossen.

Geschützte Warennamen (Warenzeichen) werden **nicht** besonders kenntlich gemacht. Aus dem Fehlen eines solchen Hinweises kann also nicht geschlossen werden, dass es sich um einen freien Warennamen handelt.

Die abgebildeten Personen haben in keiner Weise etwas mit der Krankheit zu tun.

Liebe Leserin, lieber Leser,

hat Ihnen dieses Buch weitergeholfen? Für Anregungen, Kritik, aber auch für Lob sind wir offen. So können wir in Zukunft noch besser auf Ihre Wünsche eingehen.

Schreiben Sie uns, denn Ihre Meinung zählt!

Ihr TRIAS Verlag

E-Mail-Leserservice:
kundenservice@trias-verlag.de

Adresse:
Lektorat TRIAS Verlag
Postfach 30 05 04
70445 Stuttgart
Fax: 0711-89 31-748